わかる・できる・使える
訪問看護のためのICT

ケアの質向上　業務の効率化　多職種連携
を実現する

一般社団法人 全国訪問看護事業協会 編

日本看護協会出版会

執筆者一覧

●編集
一般社団法人全国訪問看護事業協会
清崎 由美子　　一般社団法人全国訪問看護事業協会 事務局長
千木良 厚治　　一般社団法人全国訪問看護事業協会 総務主任

●執筆（各章　執筆掲載順）

1章、2章、5章
清崎 由美子　　前掲
千木良 厚治　　前掲

3章
加藤 希　　　　公益社団法人中央区医師会訪問看護ステーションあかし 所長
加納 美代子　　公益財団法人豊田地域医療センター 在宅医療支援センター 次長
　　　　　　　（前豊田地域訪問看護ステーション 管理者）

4章
株式会社アポロシステム
在宅看護センターミモザ
株式会社 eWeLL
訪問看護ステーションひゅっぐりー
いきいきメディケアサポート株式会社
公益社団法人富山県看護協会 訪問看護ステーションひよどり富山
株式会社カーネル
公益財団法人日本訪問看護財団立 刀根山訪問看護ステーション
株式会社コンダクト
訪問看護ステーションこんにちわ
セントワークス株式会社
訪問看護ステーションかりん
東邦ホールディングス株式会社
医療法人社団苑田会そのだ訪問看護ステーション
株式会社日本ケアコミュニケーションズ
訪問看護ステーションけあっぐ
株式会社プラスワン
一般社団法人横浜市都筑区医師会 都筑区医師会訪問看護ステーション
株式会社ライフウェア
訪問看護ステーションフレンズ
株式会社ワイズマン
医療法人稲生会訪問看護ステーションくまさんの手

6章
伊藤 大史　　　東邦ホールディングス株式会社地域医療連携室 室長
飯田 彩優花　　東邦ホールディングス株式会社地域医療連携室

Topics
光城 元博　　　一般社団法人保健医療福祉情報システム工業会（JAHIS）医療介護連携 WG リーダ
千木良 厚治　　前掲
尾田 優美子　　社会福祉法人聖隷福祉事業団 静岡エリア訪問サービス統括所長、訪問看護ステーション細江所長
吉池 由美子　　株式会社三菱総合研究所 広報部長

刊行に寄せて

　2018年4月、訪問看護ステーションの設置数は1万カ所を超えました。高齢者が増加し、生産年齢人口が減少していく中、訪問看護ステーションには、効率的で効果的なサービスの提供が求められています。その対策のひとつとしてICT（情報通信技術）の活用が考えられます。病院などの医療施設では、電子カルテの使用を含めたICTシステムが普及し、業務の効率化が進められていますが、訪問看護ステーションにおける記録や書類作成、情報共有等のICTの活用は全体的に遅れています。

　全国訪問看護事業協会では、2016年より訪問看護ステーションにおけるICT化の促進について、調査や情報提供などを実施してきました。その中で、費用面やソフト間の互換性など、ICT導入の障害となる課題はありつつも、業務の効率化による時間外労働の削減のみならず、看護師の業務負担の軽減や看護の質の向上、医療事故の防止、地域の中での連携強化など、ICTの活用は訪問看護ステーションにとって多くの効果があることが明らかになりました。

　本書は、訪問看護ステーションにおけるICTの活用を「第1段階：訪問看護ステーション内の報酬請求や事務書類などを紙から電子データに移行する事務作業のICT活用」「第2段階：訪問看護記録などの訪問看護業務におけるICT活用」「第3段階："地域の関係機関との連携"と"ICTを活用した経営分析"へのICT活用」の3段階に分けて、それぞれの方法やメリットをわかりやすく解説しています。また、ICT導入や活用の実際およびシステムの紹介により、訪問看護ステーションがICT導入について具体的にイメージして検討できる内容を掲載しています。さらに、ICT初心者にも簡単に理解できるよう、ICTに関する基礎知識も盛り込まれています。

　本書を訪問看護ステーションが活用することで、業務の効率化にとどまらず、事業所内や地域の関係機関との連携強化に役立てていただければ幸いです。今後、訪問看護ステーションのICT化が進み、訪問看護を必要とする方々に効率的に質の高い訪問看護サービスを提供する環境が整備されることを期待しています。

2019年2月
一般社団法人全国訪問看護事業協会
会長　伊藤　雅治

わかる・できる・使える
訪問看護のためのICT

目次

1章　訪問看護ステーションにおけるICTの方向性

訪問看護ステーションにおけるICT活用の3段階 ……… 2
1　いま、なぜICT化が求められているのか　2
2　訪問看護ステーションにおけるICT活用の段階　3

アンケート調査結果からみた訪問看護ステーションにおけるICT活用の現状 ……… 4
1　所内事務・報酬請求事務のICT活用（第1段階）　5
2　訪問看護記録などの業務におけるICT活用（第2段階）　6
3　地域の関係機関との連携、ICTを活用した経営分析（第3段階）　11
4　ICTを活用した事業所運営のメリット　14
5　今後、訪問看護ステーションの経営はどう変わるか——大規模化と多機能化　16
6　訪問看護ステーションにおけるICTの方向性　17
　Topics　医療分野のICT化の動きと訪問看護への期待　18

2章　ICTで実現できる8つのこと

1　報酬請求・書類の電子化 ……… 23
2　ホームページによる訪問看護ステーションのPR ……… 24
3　訪問看護の関連情報の収集 ……… 25
4　訪問看護記録等の電子データ化 ……… 26
5　電子化した情報の共有・活用（ステーション内の連携への活用） ……… 28
6　訪問看護実績のデータ集計 ……… 30
7　地域の関係機関との連携 ……… 31
8　ICTを活用した経営分析 ……… 32
　Topics　ICT活用のセキュリティ対策／SNS利用の注意点　33

3章　訪問看護の現場におけるICT導入・活用

訪問看護ステーションでのICT導入の流れ ……… 38
1　ICTの導入を考えたきっかけ　39
2　ICT化の予算確保——交渉とマネジメント　39
3　業務の見直し——ステーションの問題点を抽出　40
4　現状の問題点の整理　40
5　新システムの選定条件　42

iv

6　実用に向けたシステムの検討──どの業務をICT化するのか　42
　　7　スタッフへの周知と教育　43
　　8　ICT化で得られた効果　45
地域での情報共有・多職種連携でICTを活用する　48
　　1　豊田市とステーションの概要　48
　　2　地域での情報共有・多職種連携においてICT化に取り組んだ経緯　49
　　3　「豊田みよしケアネット」によるICT活用の実際　50
　　4　ICT導入の成果、課題と展望　55
　　Topics　ICT導入・活用へのハードルをどう乗り越えるか　58

4章　ICTシステムガイド／訪問看護ステーション導入事例

- 株式会社アポロシステム／在宅看護センターミモザ　62
- 株式会社eWeLL／訪問看護ステーションひゅっぐりー　66
- いきいきメディケアサポート株式会社／公益社団法人富山県看護協会　訪問看護ステーションひよどり富山　70
- 株式会社カーネル／公益財団法人日本訪問看護財団立　刀根山訪問看護ステーション　74
- 株式会社コンダクト／訪問看護ステーションこんにちわ　78
- セントワークス株式会社／訪問看護ステーションかりん　82
- 東邦ホールディングス株式会社／医療法人社団苑田会　そのだ訪問看護ステーション　86
- 株式会社日本ケアコミュニケーションズ／訪問看護ステーションけあっぐ　90
- 株式会社プラスワン／一般社団法人横浜市都筑区医師会　都筑区医師会訪問看護ステーション　94
- 株式会社ライフウェア／訪問看護ステーションフレンズ　98
- 株式会社ワイズマン／医療法人稲生会　訪問看護ステーションくまさんの手　102

5章　訪問看護ステーションの自己評価システム

「訪問看護ステーションの自己評価システム（Web版）」の概要 ……… 108
 1 訪問看護の質の評価とは 108
 2 事業所自己評価ガイドラインについて 109
 3 自己評価の方法 111
 4 項目ごとの自己評価から改善策立案の実践例 112
 5 Webによる自己評価 113
 6 事業所自己評価のメリット 115
 7 分析結果を事業所の運営に生かすポイント 115

「訪問看護ステーションの自己評価システム（Web版）」活用の実際——訪問看護ステーションの事例から ……… 119
 1 事業所自己評価の実施方法 119
 2 集計方法と結果 120
 3 実践して見えてきたこと 121
 Topics ICTを訪問看護の質管理と経営に生かす 122

6章　訪問看護ステーションのためのICT用語集 125

・本書では、商品名、ブランド名のレジスターマーク（Ⓡ）の付記を省略しています。
・本書内容の無断複製（複写、スキャン、デジタル化等）は、著作権法上での例外を除き禁じられています。

訪問看護ステーションにおける ICTの方向性

1章

訪問看護ステーションにおけるICT活用の3段階

1 いま、なぜICT化が求められているのか

　2025年には、75歳以上高齢者人口が2,000万人を超えることが予測され、医療・介護を必要としながら地域で生活する方々の大幅な増加が見込まれています。このような方々の生活を支えるために、訪問看護ステーションでは効率的な訪問看護サービスの提供、多様なニーズへの対応、さらなる質の向上等が求められます。その対策の一つとして、ICT（Information and Communication Technology；情報通信技術）の活用が考えられます。

　ICTとは情報や通信に関する科学技術の総称であり、「人と人」「人とモノ」の情報伝達といった「コミュニケーション」を図ることを指しています。訪問看護でICT化という場合は、主に訪問看護業務ソフト・サービス等の導入・使用を指すことが多いといえます。病院などの医療施設では、電子カルテの使用を含めたICTシステムが普及し、患者情報の管理・共有、データ編集・分析、業務の効率化等が進められていますが、訪問看護ステーションでは記録や書類作成、情報共有等におけるICTの活用は全体的に遅れています。今後、ICTを活用した効率のよいサービス提供や質の向上のための方策をたてていく必要があります。

　制度面においては2016年の診療報酬改定では、保健医療福祉分野の公開鍵基盤（HPKI；Healthcare Public Key Infrastructure）を用いた訪問看護指示書の交付や訪問看護計画書、訪問看護報告書の送付の仕組みなど、ICTの利用環境が整備されました。また、2018年の診療報酬改定ではICTを用いたカンファレンス等への参加の見直しとして、退院時共同指導加算、在宅患者緊急時等カンファレンス加算、精神科重症患者支援管理連携加算において、一定の条件の下で厚生労働省「医療情報システムの安全管理に関するガイドライン」（第5版、2017年5月）に対応したリアルタイムでのコミュニケーションが可能な機器（ビデオ通話）での参加が認められました。その他にも、ビデオ通話を用いたオンライン診療や、2017年より始まった「情報通信機器（ICT）を利用した死亡診断等」など、ICTを活用した仕組みやサービスが法

的・環境的にも整備されています。

　また、地域包括ケアシステムが構築される中で、事業所内だけではなく、地域の各サービス事業者や関係機関が情報を共有しながら連携を密にし、利用者を支えていく仕組みとしてICTを活用した連携が進められています。例えば、医師、歯科医師、訪問看護師、訪問介護員、ケアマネジャー、薬剤師等がFAXなどで個別に情報をやりとりするのではなく、医療用SNSを用いることで利用者のケアの内容や訪問時の様子等の必要な情報を各事業所がタイムリーに共有できるシステム等が考えられます（→2章「ICTで実現できる8つのこと」）。

　このような、事業所単体にとどまらない、地域でのICTを活用した情報共有・連携のネットワーク構築の取り組みがすでに進められている地域では、訪問看護ステーションも積極的に参加し、利用者や地域住民にとって必要なシステム・機能を訪問看護の立場から提案していくことが重要です。また、ネットワーク構築が進んでいない地域では、訪問看護ステーション自体がICT化を図り、地域の他事業所とICTでの連携を行っていく中で、中心となってネットワークを形成する方法もあります。

　ICTを用いた連携の環境が推進されていく中で、訪問看護ステーションが積極的にかかわっていくことで、**訪問看護の利用者がICTを活用した効率的で効果的なサービスを受ける環境を整える**ことができます。

2 ｜ 訪問看護ステーションにおけるICT活用の段階

　訪問看護ステーションにおけるICTの活用には3つの段階があると考えられます。

　第1段階は「訪問看護ステーション内の報酬請求や事務書類などを紙から電子データに移行する事務作業のICT活用」、第2段階は「訪問看護記録などの訪問看護業務におけるICT活用」。第3段階は「"地域の関係機関との連携"と"ICTを活用した経営分析"へのICT活用」で、訪問看護の質の向上のための事業所データの可視化、全国訪問看護事業協会の「訪問看護ステーションの自己評価システム」の活用などが挙げられます（図1-1）。

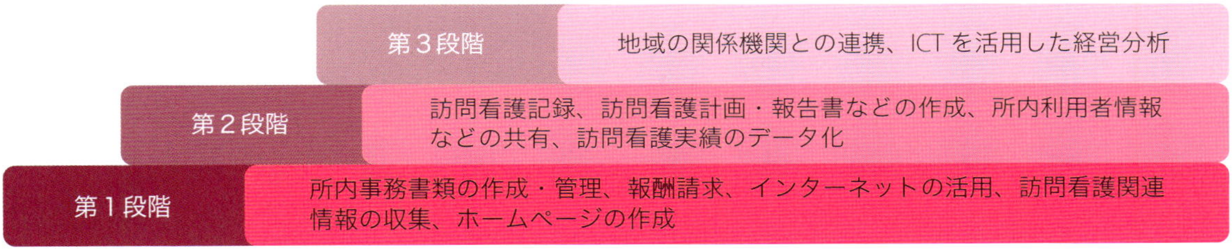

第3段階	地域の関係機関との連携、ICTを活用した経営分析
第2段階	訪問看護記録、訪問看護計画・報告書などの作成、所内利用者情報などの共有、訪問看護実績のデータ化
第1段階	所内事務書類の作成・管理、報酬請求、インターネットの活用、訪問看護関連情報の収集、ホームページの作成

図1-1 ｜ 訪問看護ステーションにおけるICT活用の段階

アンケート調査結果からみた訪問看護ステーションにおけるICT活用の現状

　一般社団法人全国訪問看護事業協会（以下、当協会）では、会員訪問看護ステーションを対象に2015年に「診療報酬改定（2016年）に関するアンケート調査」の中で、「ICTに関するアンケート」を行いました。また、2018年には「ICT普及状況に関するアンケート調査」を実施しました。

アンケート調査の概要

【2016年診療報酬改定に関するアンケート調査「ICTに関するアンケート」】
　実施：2015年5月
　対象：全国訪問看護事業協会会員事業所
　回答数：1,345（回答率30.1%）

【訪問看護ステーションにおけるICT普及状況に関するアンケート調査】
　実施：2018年4〜5月
　対象：全国訪問看護事業協会会員事業所
　回答数：2,111（回答率39.2%）

　「訪問看護ステーションにおけるICT活用の段階」ごとの実施状況をみていきます。
　第1段階について2018年は、「レセプト請求業務・業務支援」を目的としたICTの利用は68.6%であり、「レセプト請求業務のみ」の利用22.3%を加えると、<u>90.9%の事業所がICTを導入していました。</u>また、「事業所のホームページがある」と回答したのは35.5%、「法人のホームページがある」が65.3%、訪問看護関連情報の収集方法については、「パソコン利用」が91.9%、「スマートフォン利用」が24.3%、「タブレット利用」が16.0%という結果で、<u>第1段階は多くの訪問看護ステーションで行われている</u>といえます。
　第2段階の実施状況について、2015年と2018年の調査を比較すると、訪問看護記録Ⅱ（日々の記録）を"手書き"している訪問看護ステーションは、2015年は75.4%、2018年は56.9%であり、<u>"手書き"は3年で18.5%減</u>

少しました。一方、ICTを活用した記録は、2015年は23.0%でしたが、2018年は38.6%に増加し、手書きとICTの併用の4.5%とあわせると、**43.1%の事業所でICT活用による記録が行われています**。徐々にではありますが、訪問看護ステーションにおいてICTを活用した記録が進んでいるといえます。

　第3段階である「**地域での連携におけるICTの活用**」は、2018年調査では「**活用している**」が**41.5%**でした。当協会の「訪問看護ステーションの自己評価システム」については、「活用している」と回答した事業所は8.0%にとどまりました。訪問看護記録Ⅱについては、徐々にICT活用が進んではいますが、約半数は手書きであり、第2段階、第3段階への取り組みは課題といえます。

　以下に、「ICT化の3段階」ごとに訪問看護ステーションにおけるICT活用についてくわしく見ていきたいと思います。

1 所内事務・報酬請求業務のICT活用（第1段階）

▌レセプト請求業務・業務支援等へのICT・通信機器の利用

　「レセプト請求業務・業務支援等へのICT・通信機器の利用率」は68.6%で、「レセプト請求業務のみの利用」は22.3%、「利用していない」は8.5%でした（図1-2）。

▌ホームページの開設状況

　ホームページ（HP）の開設状況について、「法人のホームページがある」と回答したのは65.3%、「事業所のホームページがある」と回答したのは35.5%でした（複数回答、図1-3）。

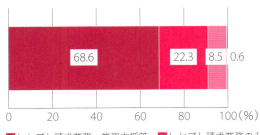

図1-2　レセプト請求業務・業務支援へのICT活用（n=2,111）

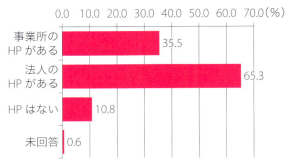

図1-3　ホームページ（HP）の開設状況（n=2,111）

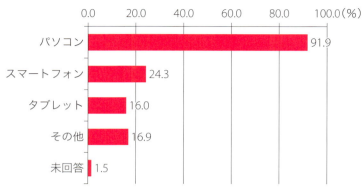

図 1-4 | 訪問看護関連情報の収集方法（n＝2,111）

訪問看護関連情報の収集方法

　訪問看護関連情報の収集方法について、「パソコン利用」91.9％、「スマートフォン利用」24.3％、「タブレット利用」16.0％、「その他」16.9％でした（複数回答、図 1-4）。

2 訪問看護記録などの業務における ICT 活用（第 2 段階）

訪問看護記録Ⅱ（日々の記録）

　訪問看護記録Ⅱ（日々の訪問記録）を「手書き」している事業所は、2015年調査では75.4％、2018年調査では56.9％という結果で、3年で18.5％減少しました。

　ICTの利用については2015年調査は23.0％でしたが、2018年調査では、「ICTを利用している」が38.6％、「手書きとICTを併用している」が4.5％でした（図 1-5）。

　ICTを導入していない事業所のうち、「今後導入を予定している」は16.9％でした（図 1-6）。ICTをすでに導入している事業所で導入しているICT機器は、「パソコン」が最も高く36.9％、次いで「タブレット」25.5％、「スマートフォン」7.3％の順でした（図 1-7）。

レセプト請求業務・業務支援等への ICT の利用

　「レセプト請求業務・業務支援にICTを利用している」と回答した1,499事業所を対象に、利用内容について調査しました。

1）実績の入力の使用機器/入力した実績とレセプト請求との連動

　実績の入力にあたっては、93.1％の事業所がパソコンを利用しており、タブレットの利用は25.1％、スマートフォンの利用は6.6％でした（図 1-8）。実績の入力とレセプト請求との連動では、「連動している」が86.5％、「連動

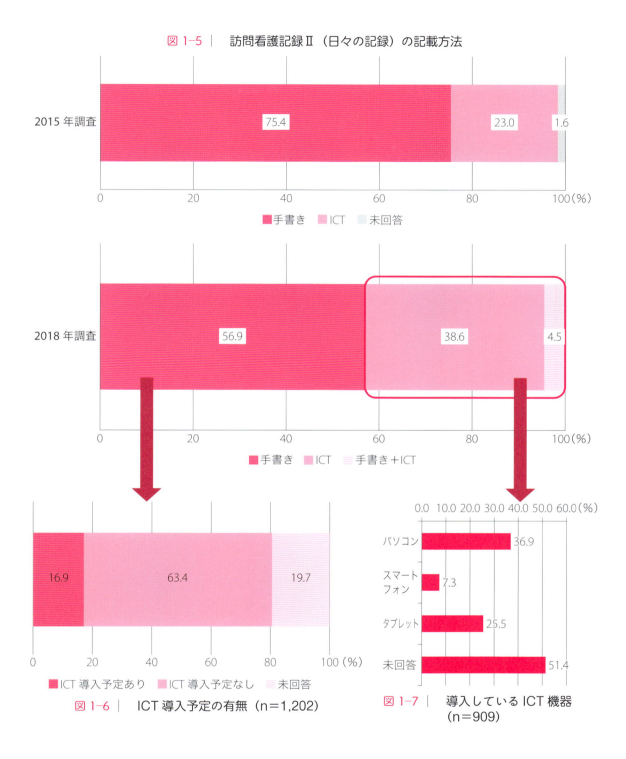

図 1-5 訪問看護記録 II（日々の記録）の記載方法

図 1-6 ICT 導入予定の有無（n=1,202）

図 1-7 導入している ICT 機器（n=909）

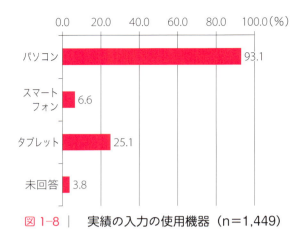

図 1-8 ｜ 実績の入力の使用機器（n＝1,449）

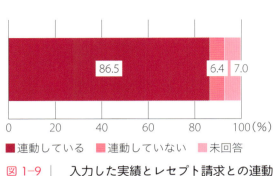

図 1-9 ｜ 入力した実績とレセプト請求との連動（n＝1,449）

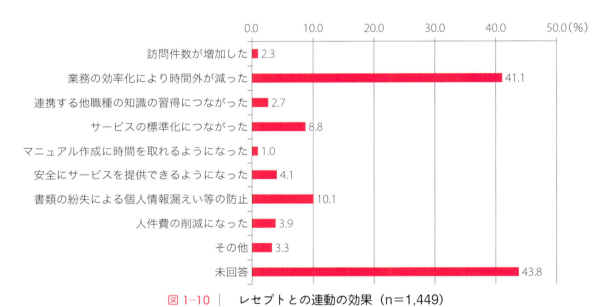

図 1-10 ｜ レセプトとの連動の効果（n＝1,449）

していない」6.4％でした（図 1-9）。連動の効果については、「業務の効率化により時間外（勤務）が減った」が41.1％で最も多く、次いで「書類の紛失による個人情報漏えい等の防止」が10.1％でした（図 1-10）。

2）訪問看護計画・報告書等の作成に使用する機器

　訪問看護計画・報告書等の作成は「パソコン」が96.1％で、「スマートフォン」4.3％、「タブレット」23.7％でした（図 1-11）。効果については、「業務の効率化により時間外（勤務）が減った」と回答した事業所が37.5％と最も多く、次いで「サービスの標準化につながった」が20.5％という結果でした（図 1-12）。

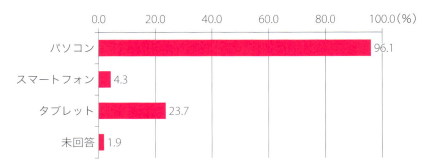

図 1-11 ｜ 訪問看護計画・報告書等の作成に使用する機器（n=1,499）

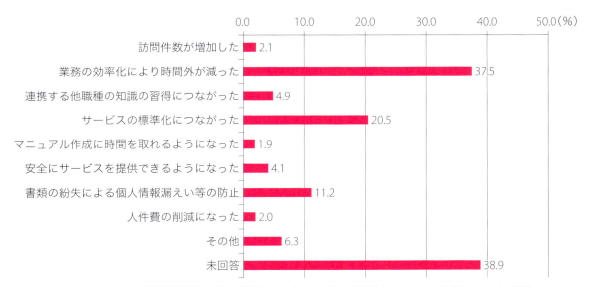

図 1-12 ｜ 訪問看護計画・報告書等の作成に ICT を使用することの効果（n=1,499）

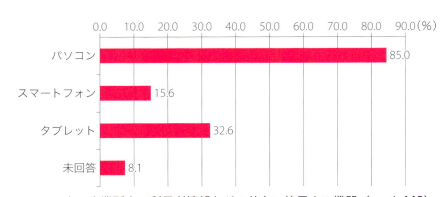

図 1-13 ｜ 事業所内の利用者情報などの共有に使用する機器（n=1,449）

3）事業所内の利用者情報などの共有に使用する機器

　事業所内の利用者情報など共有は、「パソコン利用」が85.0％、「スマートフォン利用」が15.6％、「タブレット利用」が32.6％でした（図 1-13）。

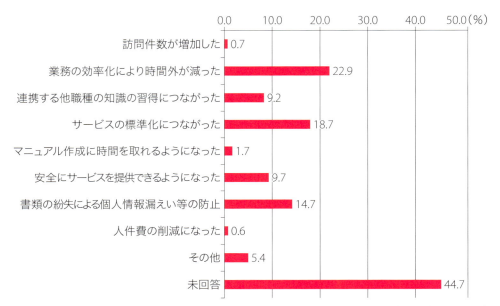

図1-14 | 事業所内の利用者情報などの共有にICTを使用することの効果（n＝1,449）

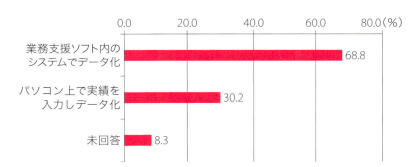

図1-15 | 訪問看護実績のデータ化の作成方法（n＝1,449）

　効果については、「業務の効率化により時間外が減った」が22.9％と最も多く、次いで「サービスの標準化につながった」が18.7％でした（図1-14）。
4）訪問看護実績のデータ化の作成方法
　訪問看護実績は、68.8％の事業所が「業務支援ソフト内のシステムでデータ化」していました。「パソコン上で実績を入力し、データ化」している事業所は30.2％でした（図1-15）。効果については、「業務の効率化により時間外（勤務）が減った」と回答した事業所が最も多く34.0％でした（図1-16）。

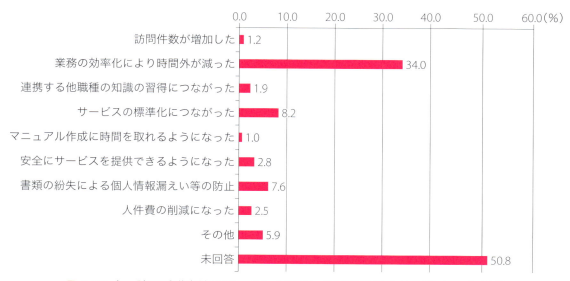

図 1-16 ｜ 訪問看護実績のデータ化の作成に ICT を活用する効果（n＝1,449）

3 地域の関係機関との連携、ICT を活用した経営分析（第 3 段階）

地域での連携における ICT の活用

　レセプト請求業務・業務支援に ICT を利用している事業所のうち、地域での連携に ICT を活用している事業所は 41.5％でした（図 1-17）。

1）連携に使用している機器

　地域連携に ICT を活用している事業所において、連携に使用している機器は「パソコン」が最も多く 84.5％、次いで「タブレット」と「スマートフォン」が同じく 32.8％でした（図 1-18）。

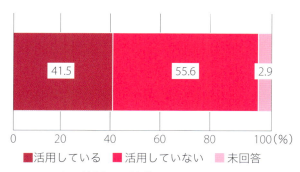

図 1-17 ｜ 地域での連携における ICT の活用（n＝1,449）

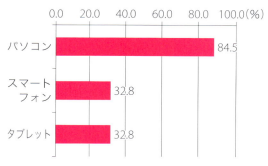

図 1-18 ｜ 地域での連携における ICT の活用に使用する機器（n＝601）

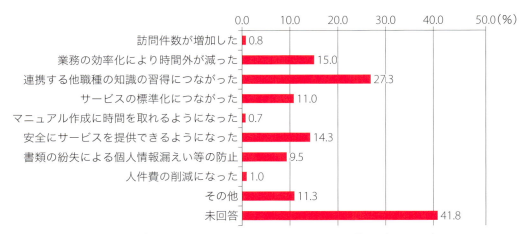

図 1-19 | 地域連携にICTを活用することの効果（n=601）

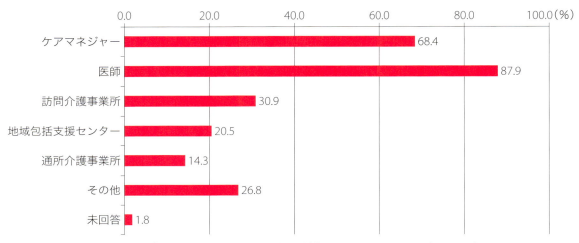

図 1-20 | ICTを活用して地域で連携しているメンバー（n=601）

2）地域連携におけるICT活用の効果

地域での連携にICTを活用している事業所に、地域での連携におけるICT活用の効果について聞いたところ、「連携する他職種の知識の習得につながった」と回答した事業所が27.3%と最も多く、次いで「業務の効率化により時間外（勤務）が減った」が15.0%でした（図1-19）。

3）ICTを活用して地域で連携しているメンバー

ICTを活用して地域で連携しているメンバーは「医師」が最も多く87.9%、次いで「ケアマネジャー」が68.4%でした（図1-20）。

4）連携の実際について（自由記述）

ICTを活用した連携の実際については、「連携の実際」「活用による効果」「活用が進まない要因・課題」に関するコメントが寄せられました（表）。

表 | ICTを活用した連携についての意見（自由記載）

【連携の実際】

- 「患者メモ」の画面上でそれぞれが情報を載せて共有している。画像や動画も活用している
- 救急搬送時に基本情報や連携医療機関等の確認・褥瘡の写真を共有
- 写真、動画を共有できることが一番の利点だと思う
- 日々の訪問時の状況の共有、介護の方法を動画でアップし共有、サービス担当者会議、リハビリ会議内容の共有
- 勉強会などの情報共有、利用者についての情報共有
- ACPの共有、リハ職との情報共有、褥瘡ケアについての情報交換
- 訪問看護事業所3カ所、ヘルパー事業所3カ所が関わっている利用者の訪問時の情報共有に活用
- 医師とグループを作っている。情報共有はタイムリーにできている
- MCS*をしている利用者に対しては訪問が終了するとなるべく早く、入力するようにしている。音声入力を使い、短時間で入力するようにしている
- 会議の連絡、議事録の送付
- ターミナルの方：主治医への報告、治療方針の共有、説明内容の共有等
- 褥瘡・皮膚トラブルの方：写真共有、他の介護事業所、ケアマネジャーとの共有、ディスカッションなど
- 定期訪問、緊急訪問時の状況を報告、情報共有ができる
- 提供表のやりとり、医師との情報連携
- 虐待案件での情報共有

【活用による効果】

- 病院に通院していて医師との連携がとりづらいケースや、複数の事業所やケアマネジャーが関わっているケースで連携がとりやすい
- 通常の状態や、文字だけでない画像での状態共有。複数の事業所等へ別々に伝える手間が減る
- 他事業所と共有情報など、サービス向上
- 口頭と違い文字として残る。送受信の記録が残ることで落ちがなく、後で内容の確認もできる
- ビジネスチャットを使用し、医師と連絡のやりとりをしている。優先順位が中・低の内容を送っているので、医師の手があいている時にみてもらえるため。相手側が連絡役の看護師の負担の軽減にもなる
- クリニックとMCSを利用。訪問診療の内容や検査データ、指示などスピーディーにわかるところがよい
- 医師との連携がスムーズにできるようになった。ケアマネやヘルパーへの連絡がタイミングよくスピーディーに行えるようになった
- 医師の診療録や画像を確認できてよい
- カルテに記載できない、本人・家族の言動、胸のうちが共有できる
- 緊急以外の報告などがスムーズになった
- 現状の把握が、連携間で、しやすくなった。個々での、サポート体制が、1つになったように思う
- 最新情報の共有で、サービス提供等の評価、修正ができ、褥瘡の早期治癒や悪化予防につながった
- 主治医が協力的だと、うまく連携がとれて効果的な看護・介護ができる
- 受診や急変時の状況をタイムリーに伝え医師からの指示も皆で共有できる
- 利用者の状況報告、医師からの指示を受けることができる。サービス向上につなげられる
- 例えば、処方などについて記載していれば主治医の処方が出てからの流れがスムーズだったりしてよい
- ICTを使いだしてからは、アナログでの連携が時間ロスに感じる。現場でも事業所内でもリアルタイムの情報が飛び交っている

【活用が進まない要因・課題】

- 主治医からの招待がないと、始められない。ICTを活用する医師が、まだまだ少ない
- 医師がホストで招待する状況なので連携は医師しだいなところがある
- 医師により使用するICTツールが違う
- ICTが他事業所に多く普及していない。また、入力に手間がかかるため、電話・FAXの方が便利である（写真を送るのはよいと思う）
- 急いで連携をとらなくてはいけない利用者がいない
- ICTを用いて情報がタイムリーにくることは良いが、パソコンに向かう時間が増えてしまい、時間外勤務が増えている
- パソコン等を使いこなせる人がおらず、業務内の一部しか導入できない。個人のスマートフォンを利用したくないため、MCS等の利用は一部のみとなっている
- ターミナルケースなどまず連携が密に必要なケースを対象として実施している。まだすべての事業所が活用していないことが課題
- パソコンのみでの活用のためタイムリーに報告できていない。台数がない。しかし、ICTで報告し、指示受けには有効。ステーションのシステムに入力も必要なため、手間がかかる
- パソコン入力のため（時間差）タイムリーな情報交換には生かされていない。画像の送付は効果はある
- 導入したばかりで利用できていない
- 導入に際してのメリットよりも手間がかかるデメリットを見て他事業所の参入が少ない

＊MCS（Medical Care Station）：完全非公開型医療介護専用SNS メディカルケアステーション。<https://www.medical-care.net/html/>

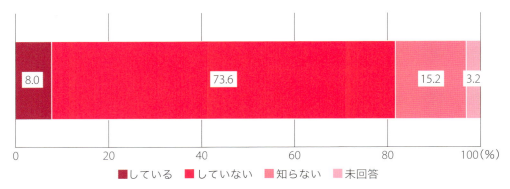

図1-21 | ICTを利用した「訪問看護ステーションの自己評価システム」活用の有無
（n=2,111）

ICTを利用した「訪問看護ステーションの自己評価システム」の活用

「訪問看護ステーションの自己評価システム」については、活用している事業所が8.0%、活用していない事業所が73.6%でした。また、「知らない」と回答した事業所が15.2%でした（図1-21）。

4 ICTを活用した事業所運営のメリット

ICTを導入する主なメリットとしては、「業務の効率化」「質の確保・標準化」「情報の漏えいの防止」「事業所分析・評価」「人材確保」「地域連携」等への活用が考えられます。

業務の効率化への活用では、訪問看護記録、訪問看護計画書、訪問看護報告書等の書類作成やシフト作成、報酬請求業務等のICTの活用が考えられます。記録が請求にまで反映する業務支援システムを利用することで、手書きの記録で発生する書類の転記・パソコンへの入力などの手間がなくなります。

また訪問看護ステーション内で利用者情報を共有することで、紙で携帯する必要がなく、利用者記録を訪問先で確認できるため、緊急対応時に事業所へ出向くことなく利用者宅へ直行でき、夜間・休日の対応が迅速に行えます。

質の確保への活用においても、訪問看護ステーション内での利用者情報の共有が役立ちます。訪問時にモバイル端末で情報を確認できることで、誰が訪問しても利用者の個別性に沿った一貫性のある看護が提供できます。記録に関しても業務支援システムを利用することで、看護師の経験年数による記録内容の差がなくなって正確な記録ができるなどの活用方法があります。

また、効率化を進めることで、看護師の記録時間や事務職の事務処理時間が短縮し、人件費の削減や訪問件数の増加につなげられるとともに、効率化により捻出された時間を勉強会や研修会の時間やマニュアルの整備等の時間

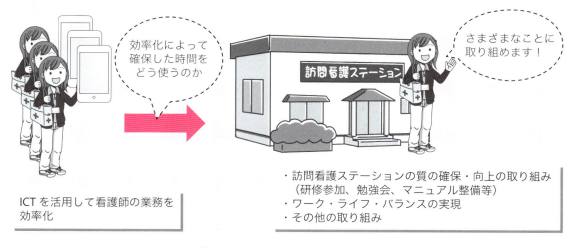

図 1-22 ｜ 業務の効率化で実現する訪問看護の質の向上

に振り替えることで、質の確保・向上に取り組むことができます。継続的な時間外労働が発生している場合は、ワーク・ライフ・バランスの実現にも取り組むことができます（図 1-22）。

<u>情報の漏えいの防止への活用</u>としては、書類を事業所外に持ち出すことがなく、モバイル端末等にパスワードを設定することで、個人情報漏洩の防止が可能となります。

<u>事業所分析・評価への活用</u>では、訪問看護ステーションの情報を電子データ化することで、利用者数、訪問件数、収支、加算の算定状況等のデータの集計やその推移が簡単に確認できるようになり、データを事業計画・予算計画等に反映できます。またアンケート調査の回答にも活用できます。

全国訪問看護事業協会の「訪問看護ステーションの事業所自己評価システム」を活用することで、継続的に自事業所の訪問看護の質を評価し、改善できる等、ICT を経営・運営に活用することができます（→2 章「ICT で実現できる 8 つのこと：8 ICT を活用した経営分析」、5 章「訪問看護ステーションの自己評価システム」）。

<u>人材確保への活用</u>では、病院などの医療機関で電子カルテ等の ICT 化された環境の下、看護業務を行っている看護師が訪問看護への就業を考える際、訪問看護ステーションでも ICT を利用した看護業務を行える環境を整備しておくことは、就業先の決定に大きなポイントとなり得るでしょう（図 1-23）。

<u>地域連携への活用</u>では、自訪問看護ステーション内だけではなく利用者に関わる他の訪問看護ステーションや医療機関、介護事業所等と情報共有を行うことで、スムーズな連携につながります。

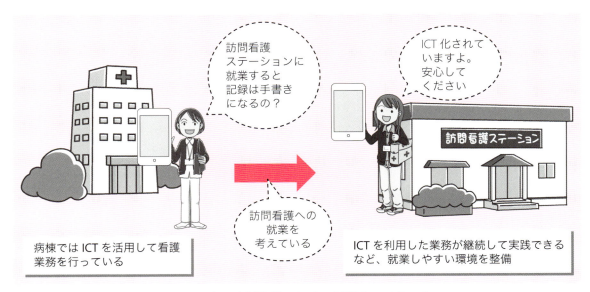

図1-23　人材確保におけるICT化のメリット

5　今後、訪問看護ステーション経営はどう変わるか——大規模化と多機能化

　生産年齢世代の人口が減少し、高齢者が増加することで2025年には現役世代1.8人で高齢者1人を支えることになります。

　限られた国家予算やリソースで医療・介護の制度を持続していく中で、経済的な効果や効率化が求められており、**訪問看護ステーションにおいても今後さらに効率的に効果を発揮できるサービスの提供を求められていくことになります**。

　このような中、訪問看護ステーションの大規模化・多機能化の方向性に向けた制度の改正が進んでいます。2014年の診療報酬改定では常勤看護職員数の7人（または5人）以上の雇用・24時間対応・ターミナルケア・重症度の高い利用者への訪問看護の提供・居宅介護支援事業所の併設・地域住民に対する情報提供・人材育成等を算定要件とした「機能強化型訪問看護ステーション」が新設されました。さらに2018年の診療報酬改定では、地域で生活する障がい児・者への支援を促進するために、特定相談支援事業所または障害児相談支援事業所などの福祉サービスの併設が算定要件に加わりました。

　重度の療養者を対象とした療養通所介護、通い・泊まり・訪問（看護、介護）を一体的に提供する看護小規模多機能型居宅介護、日中・夜間を通じて看護と介護が連携しサービスを提供する定期巡回・随時対応型訪問介護看護が制度化され、これらの事業を訪問看護ステーションが一体的に運営した

り、連携したサービスなどが提供されています。また自宅や居宅だけでなく、高齢者施設などへの訪問や通所介護施設での看護の提供など、さまざまな場所で訪問看護師が活動できるようにもなってきました。

　訪問看護ステーションは訪問看護サービスの提供にとどまらず、地域の中核となり、地域住民への情報提供や地域づくり、人材育成、多様なニーズに対応するための多機能化と、サービスを安定して提供するための大規模化が求められています。これからの訪問看護ステーションは、そのような広い視野を持って事業戦略を立て、運営することが必要になるでしょう。

6 │ 訪問看護ステーションにおけるICTの方向性

　ICTを活用したサービスの方向性としては、モバイル端末の利用による書類作成等の効率化、医師等との文書のやりとり、事業所情報のデータ化・分析等に加え、地域全体での情報共有が重要になります。厚生労働省では「データヘルス改革推進本部」[1]が設置され、「医療機関などが保有する健康・医療・介護データを有機的に連結し、柔軟性があり、機能する情報システムを整備」することが検討されています。

　その工程表では、2020年度には病院、診療所、薬局等で患者の診療情報や服薬情報等が共有され、2020年度以降は診療情報や服薬情報に加え、介護情報などさらに幅広い情報の共有が可能になるとされており、全国的な情報の共有が進められています[2]。効率的で効果的なサービスの提供を求められる中、訪問看護の必要性についてエビデンスを可視化していくために、訪問看護の内容をビッグデータとして集積・分析していくことも検討され始めました。

　このような時代の方向性をキャッチして、訪問看護ステーションがどのように位置づけられていくのかを注視するとともに、医療・介護にかかわるICT化が推進され、進行していく中で、訪問看護ステーションでも変化に対応できる体制を整備することが、訪問看護のさらなる発展と在宅療養者への支援につながっていくといえるでしょう。

（清崎由美子、千木良厚治）

引用文献
1）厚生労働省：データヘルス改革推進本部ホームページ．＜https://www.mhlw.go.jp/stf/shingi/other-jyouhouseisaku_408412.html＞
2）厚生労働省：データヘルス改革で実現するサービスと工程表について．第4回データヘルス改革推進本部．2018．

Topics

医療分野のICT化の動きと訪問看護への期待

医療分野のICT化が求められる背景

　国は在宅医療・介護現場のICT化を推進しています。政府は『未来投資戦略2018』において「次世代ヘルスケア・システムの構築」を重点分野として示しました。具体的には、「個人の健診・診療・投薬情報の共有」「認知症の人にやさしい製品やサービスの創出」「オンラインでの医療の充実に向けた制度的対応」を挙げています。また厚生労働省は「データヘルス改革」を掲げており、「自立支援を目指す科学的介護データベース」「介護・認知症への人工知能（AI）適用」などを示しています。

　さらに総務省は、2018年3月の「未来投資会議」において、「2020年度の全国保健医療情報ネットワークの本格稼動に向けて、厚生労働省・一般社団法人保健医療福祉情報システム工業会（JAHIS）と協力して医療・介護データの標準化を進める」と表明しました（図）。**訪問看護ステーションや情報システムを提供する企業には、標準化の必要性を理解した上でのICT利活用推進が求められています。**

　JAHISでは、厚生労働省が居宅サービス事業所におけるICT推進施策として取り組む「介護現場のICT導入促進」「介護事業者間連携のICT標準仕様作成」や、総務省が実施する「医療機関と介護事業者等間の情報連携に必要となるデータ標準化に関する調査」と協調しながら、医療介護連携のデータ標準化ならびに居宅介護事業所や訪問看護ステーション、介護サービス事業者などにおけるICTの利活用を推進しています。

　医療介護連携システムの構築や、医療機関等を超えた地域での情報共有をめざす「全国保健医療情報ネットワーク」の実現には、医療と介護、そして生活をみる訪問看護師による、アセスメントや看護診断・計画・介入・評価の情報が必要です。しかし、実際の訪問看護業務システムの運用実態をみると、請求にはシステムを利用していても記録は紙である場合が多いといえます。これでは接続費用をかけて医療介護連携システムや科学的介護データベースと訪問看護業務システムを連動しても、十分な効果は得られません。**訪問看護の業務全般における記録の標準化と電子化が必要です。**

地域まるごとのICT推進が必要

　JAHISでは、平成28年度老人保健健康増進等事業「在宅医療と介護の連携のための情報システムの共通基盤の構築に向けた規格の策定に関する調査研究事業」等にて、20地域以上の在宅医療介護現場へ出向き、訪問看護師を含む多職種に対して、ICT利活用に向けた推進・阻害要因等のヒアリング調査を行いました。ここで見えた課題は、**訪問看護ステーションの連携先である診療所や介護事業所の、ICT利用度の低さ**です。訪問看護師が丁寧に記録を電子化しても、受け取る側の医師

トピックス

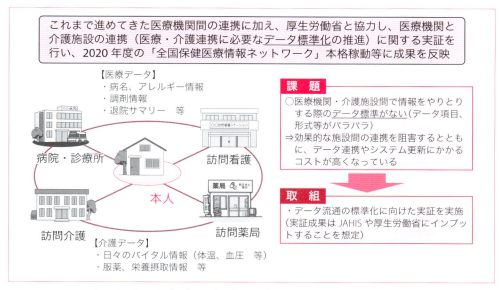

図　医療・介護データ標準化の推進について（平成30年度）
（厚生労働省，総務省，文部科学省，経済産業省：データ利活用基盤の構築等．未来投資会議構造改革徹底推進会合「健康・医療・介護」会合第4回．平成30（2018）年3月9日．資料より）

がパソコンに不慣れで見なかったり、介護事業者が電話やFAXでの連絡を求めたりしていては、訪問看護業務でもICTと紙の運用が混在し、かえって非効率となります。<u>地域まるごとのICT推進</u>が必要です。

先進的な地域では、市区町村が本人の同意を得た上で、介護保険・要介護認定情報を、ICTを利用して本人のケア関係者へ開示しています。保険証や家族の連絡先、要介護認定時のADL・認知機能などの情報を市町村から得られることが、業務負担の軽減につながっています。また、郡市医師会の同意の下、主治医意見書を電子的に開示しています。意見書には主な診断名や医学管理上の留意事項などが示されています。

これらは、市区町村が患者・家族のために個人情報保護条例の壁を乗り越え、患者のより良い在宅療養環境を整えようと情報開示に踏み切った事例です。また県が主導して、ケアマネジャー向けのパソコン教室を週2～3回開催している地域もあります。

ぜひ訪問看護師からの働きかけを

前述の事例で示した地域では市町村や医師会がICT利活用に積極的でしたが、残念ながら消極的な地域も見受けられます。<u>ぜひ訪問看護師から積極的に、市町村や医師会へICTによる情報連携に取り組むよう、働きかけていただきたい</u>と思います。ある病院経営者は「訪問看護師は地域の医療介護の守護神だ」と言い、ある郡市医師会長は「ICTの運営を、医師中心から看護師中心に変えたら利用者が増えた。<u>訪問看護師は、患者・家族が医師には話さない想いや願いを、ICTで書いてくれるのでありがたい</u>」と言います。ケアマネジャーや訪問介護員からは「<u>医師には聞きにくい医療についての困り事を、身近な看護師がICTを通じて相談に乗ってくれるので助かる</u>」という声も聞かれます。

地域の患者や家族、他職種から訪問看護師に向けられる要望や期待を把握した上で、それに応えるツールとして、ぜひICTを活用していただきたいと思います。　　（光城元博）

2章 ICTで実現できる8つのこと

訪問看護ステーションでのICT化とは、主に訪問看護業務支援ソフトやクラウドサービスの導入・活用を指します。多くの訪問看護ステーションではすでに診療報酬や介護報酬に対応した請求ソフトが導入されて、請求事務のICT化が進んでいます。しかし、日々の記録（訪問看護記録Ⅱなど）や利用者の管理、スタッフ管理などは現在のところ手書きの紙で行われている事業所が多いようです。

　これらの業務をパソコンやモバイル端末で行うことで、看護師の記録などの事務作業を効率化することがICT化の目的のひとつです。多くの訪問看護業務支援ソフト・サービスでは、看護師が入力した記録で保険請求まで行えるようになっており、紙の情報をパソコンに入力するなど事務担当者の手間がかからないようになっています。

　また、記録を電子データ化することで、ステーション内で情報を共有できます。多くのサービスでは24時間対応の際にモバイル端末で利用者情報を確認できるようになっています。電子化されたデータをステーション内だけでなく、他事業所との情報共有に活用できるサービスもあります。モバイル端末で撮影した写真を記録に残すことなどをとおして、訪問看護の質の向上にも役立てている例や、ICTを利用したタイムリーな情報共有により、訪問先の看護師がその場でステーションの管理者等に相談できる活用方法もあります。

　電子データで蓄積した情報は、利用者数や訪問数の推移など、簡単に統計データを作成することができ、その数値を元に事業所の運営分析を行うことできます。また、全国訪問看護事業協会のホームページで実施できる「訪問看護ステーションにおける事業所自己評価事業所自己評価ガイドライン（Web版）」（以下、事業所自己評価システム。→5章「訪問看護ステーションの自己評価システム」）を活用することで、自事業所の強みや課題の発見につながります。これらのデータを訪問看護ステーションの事業計画に反映できます。

　<u>このように訪問看護ステーションでのICT化を実現することで、効率化、情報共有、データ分析による質の向上等に活用することができるのです。</u>

　そこで本章では、「訪問看護ステーションにおけるICT活用の段階」（→1章「訪問看護ステーションにおけるICTの方向性」）を踏まえ、8つの活用方法を紹介します。ICT活用の<u>第1段階は「報酬請求・書類の電子化」「ホームページによる訪問看護ステーションのPR（看護師募集・採用、地域の医療・介護関係者、地域の住民へのPR）」「訪問看護関連情報の収集」</u>など基本的な活用方法であり、すでに実現している訪問看護ステーションも多いといえます。<u>第2段階は「訪問看護記録、訪問看護計画・報告書などの作成」「電子化した情報の共有・活用（ステーション内の連携への活用）」「訪問看護実</u>

績のデータ化」であり、これらを ICT 化することで、看護師の業務の効率化や質の確保にも効果があると考えられます。

　第3段階は「地域の関係機関との連携」「ICT を活用した経営分析」です。地域の関係機関との情報共有は訪問看護ステーションだけで進めるのではなく、地域全体を巻き込んで進めることでスムーズな連携につながります。経営分析に関しては、訪問看護業務支援ソフト・サービスの統計に加えて、当協会が提供する事業所自己評価システムを活用することで、訪問看護ステーションの強みや弱い部分、全国平均からみた事業所の現状などを分析でき、事業計画への反映などの活用方法があります。

1 　報酬請求・書類の電子化

▌【手書きの場合】

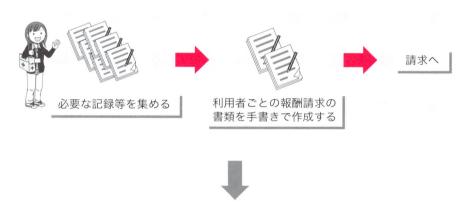

▌【ICT 化した場合】

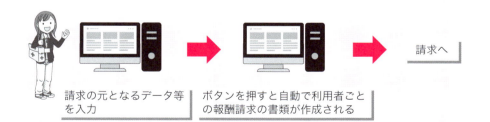

● ポイント
・現在ではほとんどの訪問看護ステーションで報酬請求は ICT 化されています。
・報酬請求ソフトでは手書きに比べて、効率的に請求業務が行えて、請求業務の時間短縮につながっています。

2　ホームページによる訪問看護ステーションのPR

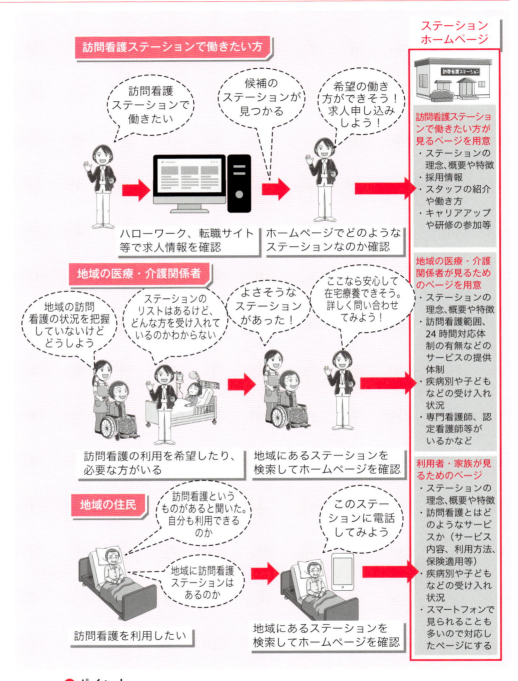

● ポイント

　看護師の募集・採用や地域の医療・介護関係者、地域の住民への事業所のPRに活用できます。ホームページは誰が見るのかなど、対象を考えた内容を掲載することで効果的に運営できます。

3 訪問看護の関連情報の収集

▌【紙の書類の場合】

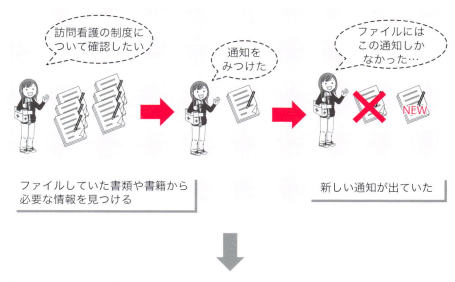

▌【ICT化した場合】

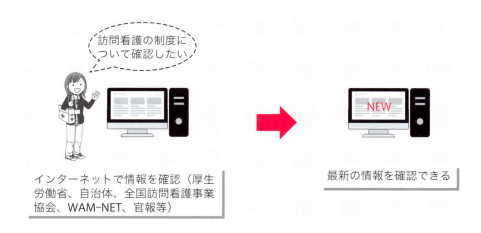

●ポイント
・訪問看護の制度は常に最新の情報を確認する必要があります。
・ウェブサイトでは過去の通知が出てくる場合があります。
・ウェブサイトの「誰が書いたのかわからない」ような記事情報は、掲載内容の真偽について注意！ 信頼のおける情報（厚生労働省の情報等）を確認するようにします。

4　訪問看護記録等の電子データ化

【①訪問看護記録書Ⅱ】

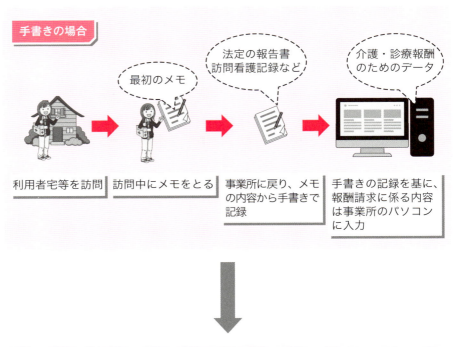

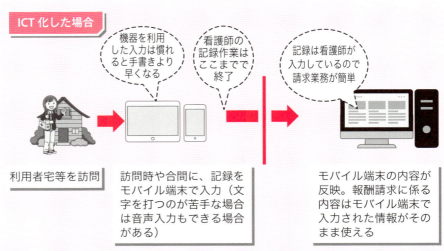

【②訪問看護計画書、訪問看護報告書】

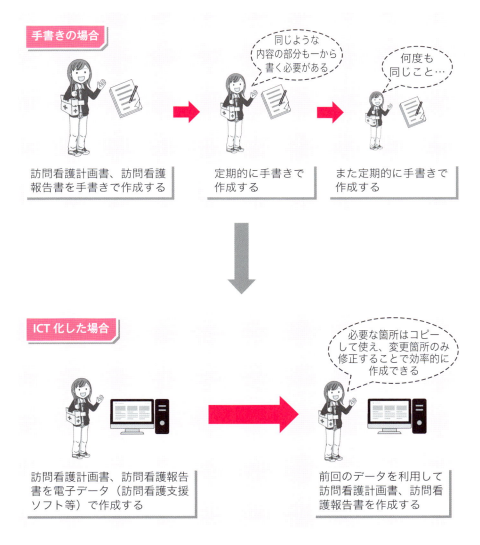

●ポイント

・事業所での記録作成の大幅な簡素化

　①記録が一度でよく、何度も同じ内容を書く手間がなくなります。

　②入力や修正が容易で早くなります。

　　⇒訪問看護記録書Ⅱ、訪問看護計画書、訪問看護報告書は前回の記録を
　　　コピーし、一部を修正できます。

・請求事務作業の短縮

　①看護師が日々の記録として入力した訪問看護記録書Ⅱが、請求事務に反
　　映されます。

5 電子化した情報の共有・活用（ステーション内の連携への活用）

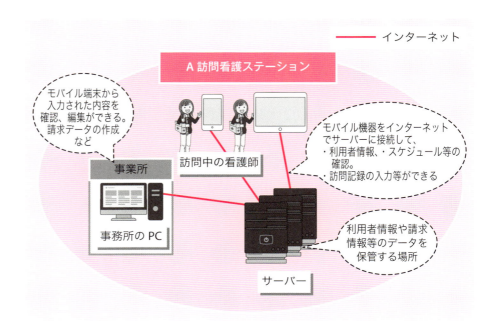

● **ポイント**

・利用者情報等を訪問看護ステーション内で共有できるようにして、必要な情報がいつでもタブレット PC やスマートフォンなどのモバイル端末で確認できます。

【①活用例：訪問先でのタイムリーな連絡・相談】

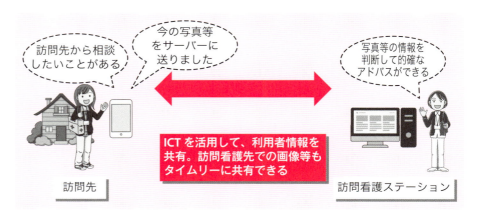

【②活用例：24時間緊急対応（利用者からの電話で緊急訪問した場合）】

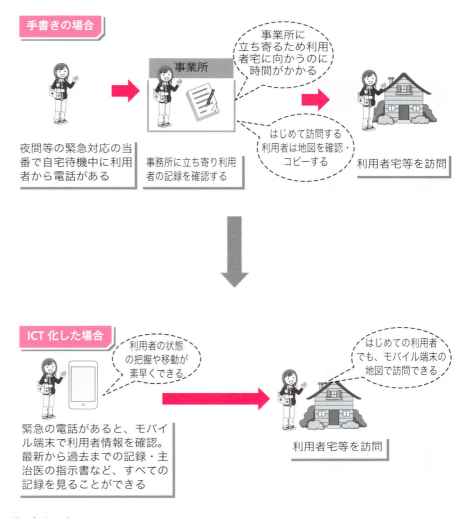

● ポイント
- ICT化でタイムリーな情報のやりとりができます（利用者情報はメールなどで送らず、業務支援ソフトの機能や医療用SNSなどセキュリティの安全なサービスを利用）。
- ICT化で多くの利用者の中から対象を検索してすばやく情報を収集できます。
- 過去の記録や主治医の訪問看護指示書など多くの書類もモバイル端末で簡単に確認できます。
- 地図機能で訪問先の場所を正確に知ることができます。
- 事業所がICT化していることで利用者の最新の訪問記録が確認できます。

6 訪問看護実績のデータ集計

▍【手書きの場合】

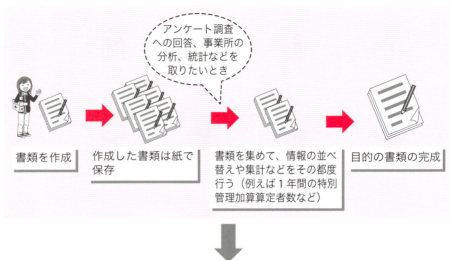

▍【ICT化した場合】

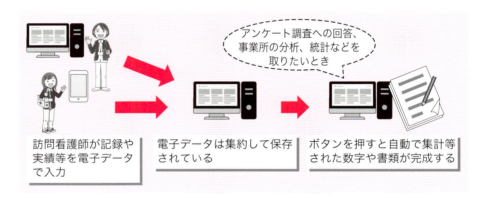

● ポイント

・集計などのたびに書類を集める必要がありません。
・使用するソフトウェアによっては、特定の集計（厚生労働省の調査項目など）はボタンひとつで数字や表が集計できます。
・電子データは集計等が簡単に行えますが、集計できるデータの形式で保存する必要があります。例えば、ワードなどで作成した文書は電子データですが、簡単に集計はできません。エクセルなどの表計算ソフトは、データ集計はできるものの、関数などの知識やスキルが必要になります。訪問看護業務支援ソフト等で必要とする集計の機能があるものを選ぶことが重要です。

7 | 地域の関係機関との連携

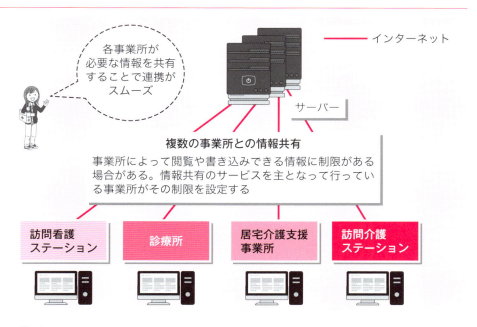

- ポイント

　地域での連携ではどの事業所が連携のためのサービスを用意するのか、また地域で統一したサービスを使用するかなど、地域の関係機関と協議して進めることでスムーズな連携につながります。

【活用例：利用者の情報を共有してスムーズで安心・安全なケアの提供】

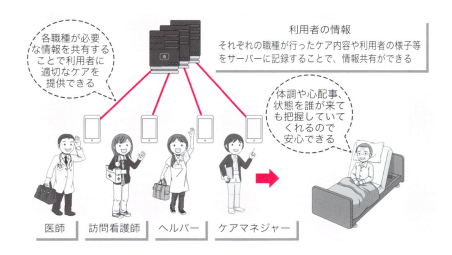

- ポイント

　地域包括ケアシステムの実現には多職種や各事業所が協働できる仕組みが不可欠であり、ICTによる情報共有の取り組みが、今後いっそう進められます。

8　ICTを活用した経営分析

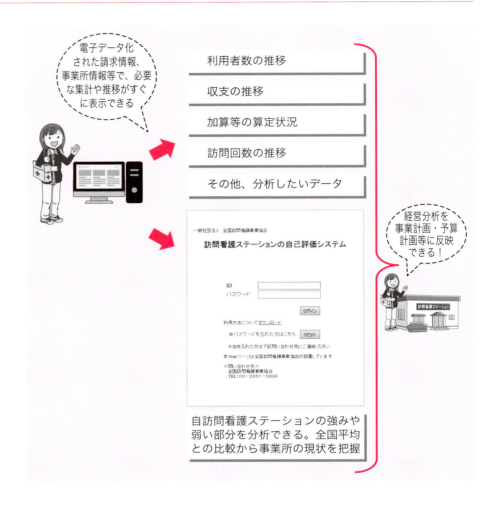

●ポイント

・電子データを蓄積することで、継時的に訪問看護ステーションを分析することができます。

・自己評価システムを活用することで、事業所内のデータだけでは見えてこなかった課題等を発見することができます。

（清崎由美子、千木良厚治）

Topics

ICT活用のセキュリティ対策／SNS利用の注意点

訪問看護ステーションは看護師等が利用者の自宅に訪問するため、個人情報に触れる機会が多く、ICTを活用する際にもその取り扱いに注意が必要です。ICTでの利用に限らず、保健師、看護師または准看護師は、正当な理由がなくその業務上知り得た人の秘密を漏らしてはならない義務があります。

また個人情報保護法の改正が2017年5月30日に施行され、訪問看護ステーションを含むすべての事業者が法律の適用対象となりました。個人情報とは「生存する個人に関する情報で、特定の個人を識別することができるもの」（個人情報保護法第二条）であり、「取得・利用には目的を特定し通知又は公表し、その範囲で利用すること」（同第十八条）、個人情報の保管にあたっては、「漏えい等が生じないよう安全に管理し、従業者・委託先にも安全管理を徹底する」（同第二十条・二十一条）、「第三者に提供する場合は、あらかじめ本人から同意を得る」（同第二十三条）、「本人から開示等の請求があった場合はこれに対応する」（同第二十八条）ことなどを守らなくてはなりません。

訪問看護ステーションにおける個人情報の取り扱いについては『医療・介護関係事業者における個人情報の適切な取扱いのためのガイダンス』（個人情報保護委員会、厚生労働省）[1]で示されています。

ICT活用のセキュリティ対策

訪問看護ステーションで訪問看護業務支援ソフトやクラウドサービスを利用する際に、最も注意したい点のひとつは「情報の漏えい」です。訪問看護業務支援ソフトやクラウドサービス自体の安全性を確認し、利用する必要があります。またサービスを利用するパソコンやモバイル端末がコンピュータウィルスに感染するのを防ぐため、セキュリティソフトを導入して安全性を確保することも重要です。インターネットを利用したサービスの場合は、安全な通信方法（TLS等）で情報がやり取りできているかの確認が必要になります。

こういった機器やサービスの安全性の確保とあわせて、さらに安全に利用するための運用方法の検討も必要です。例えば、モバイル端末から利用者情報を確認できるサービスは情報共有として便利ですが、モバイル端末にパスワードが設定されていないと、誰でも利用者情報にアクセスできます。そのため、パスワードを設定し、他者に知られることがないよう適切に管理するなど、運用面からも安全性を確保することが重要となります。

またICTを利用したサービスでは、サーバー等に情報が保存されますが、機器の不具合や故障で利用者情報が消えてしまうと訪問看護ステーションの業務に支障を来すため、情報のバックアップがどのようにとられ、早急に復旧が可能なのか等を確認します。

セキュリティ対策については厚生労働省『医療情報システムの安全管理に関するガイドライン』[2]に示されていますが、ICTの機能などを含め、訪問看護ステーションで独自にすべての対策を立てることは難しいといえます。そのため、実際には訪問看護業務支援ソフトやクラウドサービスの提供会社等の専門家とともに行うことで、訪問看護ステーションの状況と利用するサービスに適した安全対策を行う場合が多いようです。

1）SNS利用の注意点

インターネットで情報を発信できるSNS（ソーシャル・ネットワーキング・サービス）*の普及で、ブログなどで情報を発信する訪問看護ステーションが増えてきています。SNSとは一般的にはインターネットを通じて人と人がつながるサービスで、Facebook、LINE、mixi、Twitter、Instagram等の様々なサービスがあります。その内容はブログの掲載を中心としたものや、短いつぶやきを投稿するもの、写真を主に掲載するものと多様です。発信した情報を見ることができる相手は、SNSサービスのメンバー同士、許可した相手のみという場合もありますが、制限なく誰もが目にできるものも少なくありません。

<u>SNSの情報発信は適切に利用すれば訪問看護ステーションの特色やサービス内容の紹介などに活用できますが、不適切な情報発信は信用を損なうばかりか、他人に損害を与えた場合に、損害賠償を請求されることや裁判等になる場合もあります。</u>

2）個人情報の取得、情報発信の注意点

訪問看護ステーションがSNSを利用し、情報発信を行う場合、ほとんどの場合、地域の住民や利用者などにも見てもらうことを想定して、制限を設けずに誰でも見ることができる情報として発信します。この情報は地域のみではなく、日本中・世界中に公表されていることになるのです。

こうした中で、<u>訪問看護ステーションのSNS利用での問題点のひとつが、個人情報の取り扱いです</u>。活動の紹介等で、利用者の写真や動画を掲載することが考えられますが、その際には本人から情報取得・掲載の同意を得なければなりません。また氏名、住所、病歴等の個人が特定できる内容をブログ等に掲載する際にも、本人から情報取得・掲載の同意を得なければなりません。その他にも、家の外観や訪問した地域なども「個人を特定する情報」であるため、掲載にあたっては本人に承諾を得ます。これらは利用者に限らず、職員や誰に対しても同じです。また、取得した個人情報は漏えい等がないよう事業所内の個人情報の取り扱いのルールに沿って、安全に取り扱う必要があります。

SNSの中には、パソコンやモバイル端末から写真等を簡単な操作で投稿することができるサービスがあります。そうしたサービスを利用する場合は、操作ミスや、操作がよくわかっていないために誤って写真や動画が掲載されてしまうことがないよう、事前に操作方法などを十分に確認しておくことが重要になります。

その他にも著作権や知的財産権等を侵害しないことや、虚偽、個人の名誉を傷つけるような内容、誹謗中傷、その他の不適切な内容が含まれていないかなども十分に配慮しましょう。

---

* ここでは、医療関係者等の情報共有のための医療用SNSではなく、一般的な意味でのSNSを指す。

3）個人のSNSにも注意

　訪問看護ステーションやその設置主体の法人が公式に開設しているSNSだけでなく、従業員個人のSNSにも注意が必要です。従業員が業務の中で知り得た情報を個人のSNSを通じて情報発信したことがマスコミなどに大きく取り上げられ、社会的な問題となり、会社が謝罪することになった例もあります。従業員個人のSNSであったとしても、業務にかかわるような内容は雇用する企業も無関係ではないといえるでしょう。

　そのため、訪問看護ステーションの職員が業務上知りえた個人情報等を不適切に発信しないように注意しなければなりません。

　こういった不適切な情報発信を防止する取り組みとして、訪問看護ステーションでの個人情報保護やSNS利用のマニュアル作成、研修の実施などが考えられます。例えばいつ・どこに訪問に行ったのかなども、業務上知りえた利用者情報であり、公表してはならない情報といえますが、職員は意識せずにSNSに掲載している場合もあります。研修等での意識づけが重要といえるでしょう。

　こうしたなか、SNSの情報発信に関して誓約書をとる企業が多くなり、訪問看護ステーションでも雇い入れ契約書等の守秘義務に関する内容に記載することが増えています。また、訪問看護ステーションや設立主体の法人の評判を損ねるような情報発信も行ってはならないことや、退職後にも就業中と同様に業務上知り得た秘密を公表してはならないという項目も必要です。

ICTでの情報のやり取りは不可欠に

　地域包括ケアシステムの構築が進むなか、ICTを利用した地域での情報共有がますます進められていくことが考えられます。また、医師からの訪問看護指示書や訪問看護ステーションの訪問看護計画書および訪問看護報告書等も電子的な方法でやり取りができることが、先に紹介した『医療情報システムの安全管理に関するガイドライン』で整理されています。これらの書類のやり取りにはHPKI（Healthcare Public Key Infrastructure）という電子証明書が必要となることなどが示されており、通常のメールなどでのやり取りは認められていないので注意が必要です。

　　　　　　　　　　　　　　（千木良厚治）

引用文献
1) 個人情報保護委員会，厚生労働省：医療・介護関係事業者における個人情報の適切な取扱いのためのガイダンス．
　＜https://www.ppc.go.jp/personal/legal/guidelines/＞
2) 厚生労働省：医療情報システムの安全管理に関するガイドライン　第5版．
　＜https://www.mhlw.go.jp/stf/shingi2/0000166275.html＞

3章 訪問看護の現場におけるICT導入・活用

訪問看護ステーションでの ICT 導入の流れ

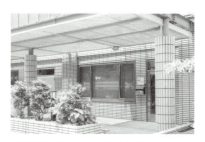

公益社団法人中央区医師会
訪問看護ステーションあかし

　わが国は超高齢社会を迎え、訪問看護ステーションに求められるニーズも変化しています。特に病院の在院日数の短縮化や病床数の削減により、医療依存度の高い利用者が在宅療養となるケースが増え、訪問看護の実践現場でも医療ニーズの高い利用者の管理や高度な看護技術、また利用者や家族の価値観の違いや意識の変化に応じた質の高い医療が求められるようになりました。

　訪問看護ステーションの数は1万カ所を越え、年々増加傾向にありますが、人員不足による休止や廃止を余儀なくされることも少なくありません。そこには訪問看護ステーションの管理や経営の難しさ、人員確保の困難さがあると思われます。

　公益社団法人中央区医師会訪問看護ステーションあかしは1998年4月に開設し、20年目を迎えました。中央区民からの訪問看護の要望は高く実績も年々増加しています。がんの末期や医療ニーズの高い利用者が増えており、当ステーションの在宅看取り率は76％となっています。

　ここでは、当ステーションでICT導入を検討した経緯から導入までの流れ

公益社団法人中央区医師会訪問看護ステーションあかしの概要（2018年7月現在）

所 在 地：東京都中央区
職 員 数：常勤看護師14名、非常勤看護師10名（看護師計24名、常勤換算17.5名、うち産休・育休3名）、専任ケアマネジャー1名、兼任ケアマネジャー2名、事務3名
利用者数：265名
延べ訪問件数：1,600〜1,700件/月

を、順を追って紹介します。

1 ICTの導入を考えたきっかけ

　東京都中央区という都心の環境にあって在宅看取り率が高いのは、利用者や家族本位の医療の提供と看護師のマネジメント力、寄り添う看護の実践の結果だと考えています。しかしその反面、訪問1回にかかる労働投入時間は全国的に平均約123分かかっているというデータ[1]があるとおり、訪問看護で手厚いケアを実践するには時間がかかります。利用者や家族との話し合い、ケアカンファレンスや記録、主治医や多職種との連携・調整など、周辺業務でも残業時間が増える上に、24時間対応のために時間外に働くこともあります。看護師の気力や体力・熱意だけでは続けられず、「残業が多い」「忙しい」「休日がとれない」などの理由で退職する職員も多く、何が問題なのかわからないまま月日が流れていました。

　2010年6月、筆者は当時の所長の勧めもあり、聖路加看護大学看護実践開発研究センターの訪問看護認定看護師教育課程を受講しました。自分の看護観を見つめ直し、ステーション運営やリスク管理の方法について学びを深める中、自分たちが日々の忙しさに流され業務の振り返りができずにいたことや、ステーションのリスク管理が不十分であることに気づきました。<u>そして、業務内容を整理し、本当に必要なものを共通の情報ツールとすることができれば、より安全で働きやすいステーションになるのではないかと考えました。</u>

　2011年5月に訪問看護認定看護師の資格を取得し、副所長に就任。2012年3月頃より業務効率化の構想を開始しました。同年5月には所長に就任し、業務効率化のため事業所内のICTを推進することとなりました。

2 ICT化の予算確保──交渉とマネジメント

　その当時、収支は黒字であり、ICT導入の予算の交渉はさほど大変ではありませんでした。しかし、母体が医師会ということもあり、「ICTを導入したい」と申し出たところ、情報漏えいのリスクへの指摘や「そもそもそのようなシステムが訪問看護の現場に必要なのか」という意見が多数で、却下となりました。

　そこで、まずは医師会に訪問看護の現状を伝えることが先決と考え、訪問看護の件数や緊急電話対応、緊急出動、看取り率などの実績と、職員体制と離職の多さ、残業時間の多さを数値化して示しました。<u>数値化が視覚的に判</u>

断できる材料となり、その上で課題を再整理し「今何に困っているのか」「なぜパソコンを増やしてほしいのか」「なぜ現場に情報が必要なのか」「なぜICT化なのか」を説明しました。

　今現場に求められることとして、①業務の効率化と看護の質の担保、②リスクマネジメント、③医療連携の効率化を挙げて、看護業務の多さや業務効率の悪さが看護師を疲弊へと追い込み、離職へと導いていることを理解してほしいこと、この悪循環を打開しなければ、今後のステーションの発展は望めないこと、また看護の質の標準化と向上を図るためにもICTが必要であることをプレゼンテーションしました。その結果、ICT導入の合意を得ることができました。

　当初は業務の効率化のため、既存のシステムを導入することを考えていましたが、「情報漏えいのリスクがあるクラウドでの運用は許可しない」という厳しい条件が課され、また導入に暗雲が立ち込めました。しかしICT化は今後のステーションの運営を考えても重要であることは明白であったため、「それなら自分たちが使いやすい機能を完備したシステムをつくったらどうか」と考え、独自のICTシステムを開発することとなりました。

3 業務の見直し──ステーションの問題点を抽出

　ICTシステムの内容を検討するに当たって、まず行ったのは**業務の洗い出しと現状の問題点の抽出**でした。当ステーションの情報管理・事務業務・看護業務について「誰がこの業務を行っているか」「その業務は本当に必要なのか」という視点から検証し、普段、流れ作業的に行っていた業務を分析しました。このことは、自分たちの業務内容を一つひとつ見直すきっかけになりました。

　ヒアリング→業務フローの洗い出し→ヒアリング→業務フローの見直し→再整理を繰り返し、「課題の抽出・仕分け」「業務内容の一覧作成」「作業時間の分析」を行い、「**業務の非効率性**」「**リスクマネジメントの不十分さ**」「**医療連携の非効率性**」を現状の問題点として抽出しました。

4 現状の問題点の整理

業務の非効率性
1）ICTをめぐる環境の不十分さ
　当時、ステーションには2台の緊急用携帯電話と8台の固定電話がありましたが、訪問先で各所に連絡をする際は、個人の携帯電話を利用している状

況でした。

　一方、パソコンについては株式会社コンダクトの介護保険請求ソフト「コスモス」を導入し、8台を11人の看護師で利用していました。訪問看護業務が終了し、帰所後に看護記録を入力するためのパソコンの順番待ちは日常的になっており、残業は毎日1人50分以上発生していました。

2）記録物の重複
　記録物には、利用者の個別のルールや注意点をスタッフ各自がさまざまな方法で重複して記入していました。また、複数の医療機関や診療科を受診している利用者が多いことから、利用者の正確な薬を把握するために、「内服一覧表を作成する」「訪問看護の報告書の備考欄に記入する」「それをコピーして利用者ファイルに入れておく」といった重複業務がありました。

3）夜間当番の非効率性と看護師の不安、情報不足による質の低下
　当時は200人近い利用者のうち、約9割が緊急時訪問看護加算を算定しており、毎月30～40件の緊急電話がありました。夜間当番担当者は、訪問看護報告書を紙ベースで自宅や訪問先に持参していましたが、その内容だけで利用者の情報を把握することは難しく、その結果、いつ鳴るかも分からない電話や対応する責任感から携帯電話当番の精神的な負担が大きいと感じていました。また、この方法では情報漏えいのリスクがあったことには後に気がつきました。

リスクマネジメントの不十分さ
1）個人情報漏えいのリスク
　在宅では利用者個々の複雑なルールが存在します。「おむつは新聞紙に包み、この場所に捨ててほしい」という簡単なことでも、一つ間違うとクレームにつながることもあります。そうした利用者の詳細な情報や「右腕の血圧測定は禁忌、麻痺などはないが歩行時には傾きやすい」などといった身体的な情報を記入した看護ケア表は当時紙ベースで作成し、訪問するたびに持参していましたが、訪問先や他の利用者宅への置き忘れもみられました。

　また、独居高齢者や日中独居者の玄関の鍵を他の事業所と共有するために、キーボックスで管理することが増えていましたが、その番号を書いたメモや利用者の住所録をノートなど紙ベースで持ち歩いており、紛失などによる情報漏えいのリスクがありました。

　このほか、訪問看護での創傷管理では、画像の撮影は全スタッフへの周知に役立ち、また一目で変化を把握できる有効な管理方法といえますが、私用の携帯電話で共有していることが多い状況でした。

2）誤薬や転倒などのインシデントの多さ

急な内服の変更や指示内容の伝達ミス、確認不足などの理由で誤薬や転倒などのインシデントが多数みられました。そこには、看護師の情報収集の不十分さや危機管理の認識の甘さがありました。

医療連携の非効率性

早急な対応方法として、画像で医師へ状況を伝えていましたが、その場合は、直接医師に会って画像を見てもらうか、一度ステーションに戻りパソコンで画像を送っていたため、指示や処置の変更などに時間と労力を費やしていました。

*

以上の問題点を解決するために、2012年5月より、訪問看護師の視点を大切にしたICTシステム「Handeye看結（ハンディーみゆ）」の開発に着手しました。

5 新システムの選定条件

新システムの選定では、次の4点を条件としました。
①個人情報漏えいリスクを最小化するため、より高いセキュリティレベルのシステムを構築すること
②災害時や緊急時の広域ネットワークのダウンや回線速度低下など、外部環境からの悪影響を受けづらいシステムであること
③メールアドレスや端末機器、ユーザーIDなどの共有を原則廃止し、看護師や事務職がそれぞれ個別のIDで情報を扱うこと
④看護師業務の省力化に寄与する仕組みを保つこと

これらの条件を勘案の上、数社のシステムエンジニアリング社と面談し、社会福祉増進・在宅医療への貢献という想いが重なった株式会社ティービーケー・システムエンジニアリングに開発を委託することになりました。

6 実用に向けたシステムの検討 ——どの業務をICT化するのか

開発にあたり、まずパソコンとiPhoneを1人1台となるように増やしました。また、訪問看護業務におけるさまざまな場面に遭遇しても困らないよう、電話帳機能として①利用者基礎情報、②主たる病名・既往歴、③ケアマネジメント情報、④家族情報、⑤通院先医療機関までを入れておくなど新システムの中の情報を集約しました。さらに、情報漏えいのリスク低減を踏ま

えた上で、経験値の違う看護師やどの年齢層にも使いやすい機能を追求しました。

そうして導入した「Handeye看結（ハンディーみゆ）」は、「業務改革サポートシステム」と「クローズドセキュアモバイルシステム」がセットとなった訪問看護支援サービスです（図3-1）。

業務改革サポートシステム

観察項目や看護ケア表などを訪問先で確認することができるシステム。看護師の記憶に頼るのではなく、その場で看護ケア内容や注意事項等を確認することで正確な情報で対応でき、経験値の違う看護師やどの年齢層にも使いやすい機能です。また、この機能によりケアの見落としが軽減され、看護の質の担保にもつながっています。

クローズドセキュアモバイルシステム

訪問看護の基幹システムとローカル（ステーション内のみ）で接続できるようにするiPhoneを使ったセキュアな（技術的に安全性が保証された）訪問看護記録入力支援システム（図3-2）。利用者情報を「Handeye看結」内だけのクローズドな状態で限定的に管理することによって、情報漏えいのリスクを最大限に軽減することを目指し、2013年5月より実用化しました。

7 スタッフへの周知と教育

ICT化を図る目的をスタッフに説明してシステムを構築したため、使用する際の抵抗感はそれほどありませんでした。使用当初は途中でシステムが起動しないことがあり、「面倒だ」とストレスを抱く看護師もいましたが、9割のスタッフは受け入れが良好でした。iPhoneで、使用方法を簡素化をしたことも受け入れやすさの要因と思われました。

朝の申し送りで「Handeye看結」の使用方法を周知し、全スタッフが使用に慣れ、システムの起動・運営に安定化が図れるまで、約1カ月程度かかったものの、徐々にシステムも安定し、トラブルも減っていきました。その後、大きなトラブルもなく使用できており、今では看護師は「これがないと訪問にいけない」と思うまでになっており、訪問看護の必要物品の一つとなっています。

● ステーション内で使用

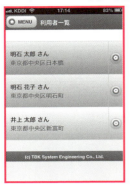
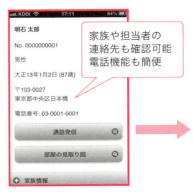

家族や担当者の連絡先も確認可能電話機能も簡便

利用者情報は、利用者10名まで取り込み可能。入力した内容等写真は帰所後、サーバーにアップロードする

● 訪問前に確認

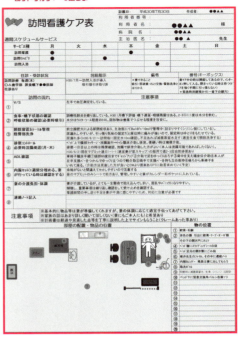

「訪問看護ケア表」で利用者の週間予定や包括指示、訪問の流れ、ケア内容、注意事項、部屋の見取り図などが確認可能

● 訪問中〜訪問後に入力・確認

【訪問看護履歴】

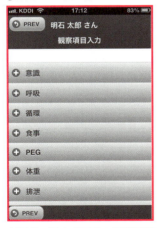

利用者の過去4回分の看護履歴が参照できる

【観察項目】

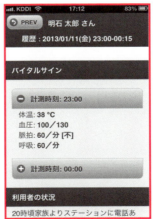

それぞれの観察項目を選択したら、より詳細な事項を参照できる。タップ入力可能。その場で記録が終了する

図 3-1 ｜ 「Handeye 看結(ハンディーみゆ)」の画面

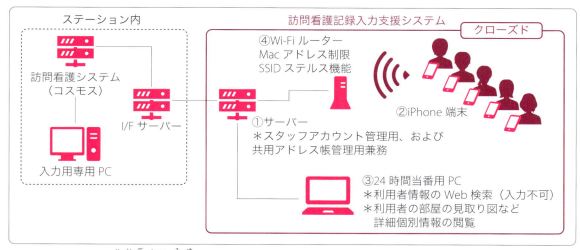

図 3-2 ｜ 「Handeye 看結」のセキュリティ機能（クローズドセキュアモバイルシステム）

8 ICT 化で得られた効果

業務の効率化と収入増

　ICT の内容と導入した効果は表 3-1 のとおりです。また、延べ訪問件数は導入当時より大幅に増加しましたが（図 3-3）、残業時間は大幅に減少しています（図 3-4）。導入による業務の効率化の成果はデータ上明らかであり、費用対効果は高いと感じています。

スタッフ間の連携強化

　システム化に伴い業務を整理したことで利用者の個別ルールを共有でき、担当者が変更になってもルールを守り、きめ細かい看護を提供することができるようになりました。また、1 人 1 台 iPhone を持つことで、円滑な情報共有が可能となり、スタッフ同士の連携が強化されました。

夜間緊急対応の質の向上

　全利用者の基本情報、訪問看護記録の履歴、報告書、計画書、利用者宅の地図、看護ケア表、画像データが入っている「夜間当番用のパソコン」を導入しました。この当番用パソコンにより、電話を受けながら内容を確認できるようになり、訪問したことのない利用者から緊急時に電話があった場合も、電話をしながら正確な情報を確認して対応できるようになりました。このことは特に、初めて訪問看護を経験する看護師にとっては安心材料になったようでした。

表 3-1 | 導入した内容およびその結果 （開発当時）

導入したもの	効　果
パソコン 15 台に増台、iPhone 15 台法人契約（※現在 23 台、iPhone 23 台）	・パソコンの待機時間がなくなる（残業時間の減少） ・訪問先で iPhone 上に登録したデータをサーバーにそのまま転送すると看護記録になり、その後簡単な修正で記録が完成する（記録時間の短縮） ・医師やケアマネジャーに迅速に報告、画像データの情報提供が簡素化
夜間当番パソコンを導入	・利用者の情報（基本情報・指示書・看護ケア表・地図・看護記録履歴）が手元にあるので急な電話にも迅速・丁寧・的確に対応できる ・写真フォルダで画像確認が可能 ・紙媒体の持ち運びがなくなり紛失などのリスクが低減 ・精神的な負担が軽減され働きやすい職場になる ・災害時、看護業務、感染対応、リスクやケア事故のマニュアルを確認できる
無駄な業務や作業を可視化	・統一された業務運用により作業ミス・漏れが低減する ・重複した作業がなくなり業務が効率化（残業時間の減少）
クローズドセキュアモバイルシステムによりウィルスや外部からの攻撃を防御	・個人情報の流出のリスクが低減する ・紙媒体の持ち運びがなくなり紛失などのリスクが低減
iPhone で過去の記録を閲覧・看護ケア表で個別ルールを確認	・個人情報持ち出しによる紛失のリスクを低減 ・曖昧な記憶での対応を回避 ・正確な情報の伝達と個別ルールを保守する ・きめ細かい看護の提供 ・「いつもと違うな？」という看護師の五感的な感覚を大切にしつつ、以前の状態を確認することで、異常の早期発見につなげる

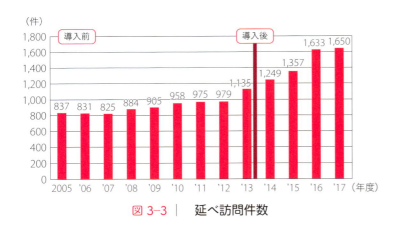

図 3-3 | 延べ訪問件数

また、1 人での訪問に不安を抱きやすい訪問看護の現場において、必要な情報が手元にあることは非常に重要な要素であり、精神的な負担感の軽減にもつながりました。

＊

訪問看護ステーション業界でも ICT 化の波が押し寄せるなか、当ステーションでは、「Handeye 看結」によって「現場を変える業務改革」を実現しました。その結果、適切なステーション運営と看護師の負担感の軽減を達成し、導入当初 11 人だった看護師は現在 24 人（産休・育休 3 人含む）まで増えました。産休・育休後に職場復帰する職員やママさん訪問看護師も多く、働きやすい職場環境の構築につながっています。ICT の活用により業務の効率化を図ることで、多大な業務で疲弊し

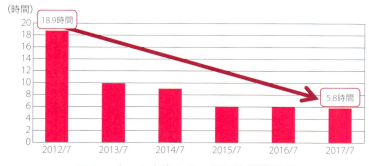

図 3-4 １人当たりの月平均残業時間

ている訪問看護の現場が「看護師が働きたい職場」へと変化し、得られた時間を看護師のリフレッシュやスキルアップの時間に活用してほしいと願っています。

また、ICT 導入の大きなハードルとなるのが情報漏えいのリスクです。「Handeye看結」は、ステーション内の訪問看護の基幹システムとローカルで接続し、iPhone を使った「セキュアな訪問看護記録支援システム」としてセキュリティ対策を強化しています。システムの効果の検証を継続的に行いながら、情報漏えいのリスクを低減しつつ、業務の効率化・看護の質の担保を図ることで、質の高い看護ケアと寄り添う看護が実践できると考えます。今後も利用者や地域のニーズに応えられる、より柔軟なステーションになるよう努力していきます。

（加藤　希）

引用文献
1）齋藤訓子：日本看護協会が推進する「在宅医療・訪問看護」の方向性．In：公益社団法人日本看護協会編：平成 23 年版看護白書．日本看護協会出版会；2011．p.22．

地域での情報共有・多職種連携でICTを活用する

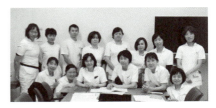

豊田地域訪問看護ステーション

1　豊田市とステーションの概要

　豊田市は、愛知県の西三河北部に位置する、人口42万人の中核都市です。豊田市は自動車産業の発展と共に急速に人口が増加し、現在の高齢化率は23％であり、比較的若い市といえます。しかし、今後、団塊の世代が75歳以上となる2025年以降、急速な高齢化と在宅療養需要の増加が予測され、急ぎ地域包括ケアシステムの構築を求められています。

　豊田地域訪問看護ステーション（以下、当ステーション）は公益財団法人豊田地域医療センターを母体病院とした病院併設のステーションであり、1998年から訪問看護事業を展開しています。豊田地域医療センターはコミュニティホスピタルとして市民の安全・安心のために近隣の医療・介護施設と連携し、救急医療から慢性期医療・在宅支援までの総合的医療、市民健康診断事業の充実を目的としています。また、第三セクター的な要素があり、行政や豊田加茂医師会をはじめとする各関係機関と在宅医療・看護の推

豊田地域訪問看護ステーションの概要
（2018年7月現在）

所 在 地：愛知県豊田市
職 員 数：看護師14名（うち訪問看護認定看護師2名、呼吸療法士1名、アロマセラピスト1名）、理学療法士3名、作業療法士1名、事務員2名
利用者の概要：2歳から102歳までが利用。実利用者数は月平均約180名、在宅看取り37名（2017年度実績）
※**機能強化型1訪問看護ステーション**として、他の医療機関・訪問看護ステーションからの研修受け入れやサポートセンターと協働し、多職種同行訪問研修の実施などの取り組みも行う

進を図るという使命をもっています。

　当ステーションにおいても、母体病院の特徴を反映した公益性の高い事業が求められています。地域課題をとらえ、機動性のある柔軟で質の高い対応ができる訪問看護ステーションを目指し、24時間365日訪問看護活動を行っています。

2　地域での情報共有・多職種連携においてICT化に取り組んだ経緯

　医療・介護・福祉を合わせた多職種間の情報共有を効率化するICTシステムの導入は、地域包括ケアシステムの構築を推進する上で必須となっています。全国訪問看護事業協会「ICT活用推進プロジェクト報告書」[1]によると、訪問看護ステーションにおけるICT活用には3段階があると示されており、「地域包括ケアシステムの構築に向けて、地域の中で情報を共有し連携を密にしていくことがさらに求められてくる時代に合わせて、記録や書類作成にICTの活用を促進して、効率の良い訪問看護サービスの提供のための方策を立てる必要がある」と述べられています。

　豊田市内にある訪問看護ステーションのICT化の状況は、第1段階の「レセプト請求や事務書類など紙からパソコンで電子データに移行する事務作業のICT活用」から第2段階の「訪問看護記録などの訪問看護業務におけるICT活用」へと少しずつ普及し、変化しつつあります。しかし、まだ紙媒体のステーションが多く、「地域の関係機関との連携や訪問看護ステーションの自己評価システムの活用」とされる第3段階には至っていません。当ステーションにおいても、他事業所との連携はファクシミリや電話等でのやりとりが中心です。日々の訪問看護記録の方法を「手書き」と返答した8割近くあるステーションと同じ悩みを抱えています。

　確かに、ICT導入は定量的・定性的効果が見込まれ有効といえますが、解決しなければならない課題が多いといえます。具体的には初期費用や維持費用などの予算確保、現在使用している請求ソフトや法人で使用するシステムとの互換性、法人規定にある個人情報保護規定との差異が課題として挙げられます。

　2016年当時、当ステーションの地域では、行政と医師会等がICTを活用した地域ネットワークを検討しており、システムとの互換性を踏まえ、ステーション独自で利用するソフトを検討していました。時期を同じくして、在宅医療・介護連携推進事業の事業項目である医療・介護関係者の情報共有の支援の取り組みの一環として、『電子＠連絡帳』の検討が始まり、2016年度に

「豊田市在宅医療・介護連携推進事業検討委員会」（以下、医介連携検討会）が設置されました。

筆者は委員会メンバーの一人として、医療・介護関係者のICTを活用した情報共有のあり方や具体的な運用方法等について取り組む機会を得ました。同じ二次医療圏にあるみよし市とも連携し、2つの行政が事務局となり検討を重ねました。

こうした議論を踏まえて、2017年1月から名古屋大学が中心となって開発した『電子＠連絡帳』を活用したモデル事業を実施し、この地域における当システムの効果検証を行う運びとなりました。**医療・介護関係者との情報共有にこの多職種連携ツールをどう活用し、地域の多職種と連携・協働していくことが在宅療養者の「幸せ」につながるのか。**その活用方法の実際を検討するためのモデル事業に、訪問看護ステーションの立場から参加することになりました。

3 「豊田みよしケアネット」による ICT 活用の実際

事例の選定

モデル事業では、対象者を①在宅療養をしている、②医療分野と介護分野双方が支援している、③豊田市およびみよし市のサービス利用である、④普段の生活状況の定期的な確認が必要で要介護度が高めである、の4項目としました。二次医療圏内のクリニック・診療所、歯科診療所、薬局、居宅介護支援事業所、訪問看護ステーション、障がい者相談支援事業所、地域包括支援センター、行政等の機関が参加し、対象職種は医師、歯科医師、薬剤師、訪問看護師、保健師、リハビリテーション職、ケアマネジャー、社会福祉士、介護職、行政職等としました。また、システムの名称は「豊田みよしケアネット」（図 3-5）になりました。

事例は多くの専門職種が介入しており、さまざまなサービス利用をしながら日常生活を営んでいる在宅療養者を対象から選びました。その結果、「神経難病を持ち、複数の病院を受診している高齢者夫婦世帯利用者」と「悪性腫瘍や脳血管障害、認知症など複合的で多様な疾患をもち、医療処置を必要とした全介助

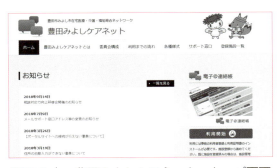

図 3-5 豊田みよしケアネット　トップ画面

患者登録の中心となる職種

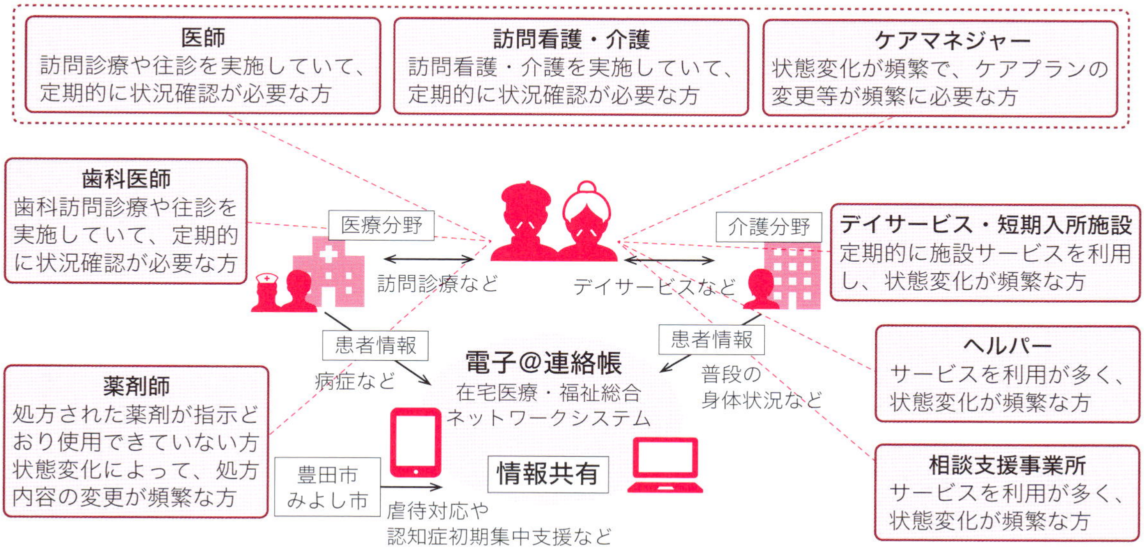

- **医師**：訪問診療や往診を実施していて、定期的に状況確認が必要な方
- **訪問看護・介護**：訪問看護・介護を実施していて、定期的に状況確認が必要な方
- **ケアマネジャー**：状態変化が頻繁で、ケアプランの変更等が頻繁に必要な方
- **歯科医師**：歯科訪問診療や往診を実施していて、定期的に状況確認が必要な方
- **薬剤師**：処方された薬剤が指示どおり使用できていない方　状態変化によって、処方内容の変更が頻繁な方
- **デイサービス・短期入所施設**：定期的に施設サービスを利用し、状態変化が頻繁な方
- **ヘルパー**：サービスを利用が多く、状態変化が頻繁な方
- **相談支援事業所**：サービスを利用が多く、状態変化が頻繁な方

医療分野　訪問診療など　患者情報　病症など
介護分野　デイサービスなど　患者情報　普段の身体状況など

電子@連絡帳　在宅医療・福祉総合ネットワークシステム

豊田市　みよし市　虐待対応や認知症初期集中支援など

情報共有

〈対象患者〉
○在宅生活をしている
○医療分野（かかりつけ医、訪問看護等）、介護分野（ケアマネジャー、ヘルパー等）双方が支援している
○豊田市およびみよし市のサービス利用である（当面の間は両市を中心としてシステム稼働するため）
○普段の生活状況の定期的な確認が必要である（限定はしないが、要介護度が高めである）

図 3-6　豊田みよしケアネットで情報共有する対象患者と関係職種

状態の日中単独世帯利用者」の2事例で展開しました（図 3-6）。

在宅療養者の登録

　まず、行政担当者から説明を受けた後、利用申請手続きや利用登録を行い、誓約書の提出やログインID・パスワード登録を行いました。個人情報保護の観点から、個人情報使用同意書に「豊田みよしケアネット」の活用を含む等の一文を入れて署名捺印し、在宅療養者からは患者情報登録同意書の承諾を得て在宅療養者の情報を登録しました。

　次に支援チームへの登録を行いました。スタッフ1人1アカウントを取得し、本格的活用に向け準備しましたが、インストールや登録前準備など慣れていない作業を行うことは大変でした。例えば、当ステーションでは母体病院自体でセキュリティを一括管理しているため、インストール制限がかかり簡単にできず、初期設定までに時間を要しました。しかし、事務局の行政担当者に問い合わせて解決できるサポート体制があったことは、専門知識がなく、パソコン操作が不得意な職員にとって心強いものでした。

▎厳重なセキュリティ対策ゆえの課題

　「豊田みよしケアネット」は、名称のとおり豊田市とみよし市で相互に互換性を担保し、両市内で暮らす在宅療養者情報については医療・介護関係者で共有することが可能です。かつ、総務省等が定める基準を満たすと共に、電子証明書等を活用し厳重なセキュリティ対策が講じられています。そのため、VPN 設定はログイン回数が多くなり、毎回のログインの手間がかかりました。また、パソコンが省エネモードになると接続が切れてしまい、再接続するなど非常に煩雑でした。安全性の確保は SSL/TLS でも十分なレベルとされ、モデル事業終了後は SSL/TLS での対応となりましたが、それでも、使用するスタッフからは「PC を開きログインする際に手間がかかり使いづらい」「接続・展開に時間がかかる」などの意見が多く上がっていました。

▎使用機器と経費

　使用する機器は、タブレット端末やスマートフォン、ノートパソコンなどから選択できたため、当ステーションはノートパソコンと行政から貸与されたタブレットを使用しました。このシステムにかかる経費は、システム運用費として豊田市・みよし市でそれぞれ毎月 20 万円（税別）ずつ負担しており、モデル事業の際に実際にかかった当ステーションの費用は通信費のみでした。当面、行政でシステム運用費を負担していますが、今後の利用状況において各関係機関の費用分担となっています。

▎ステーションでの利用の実際

　市内の各ステーションが使用する訪問看護ステーション業務支援・ソフトとの互換性がなく、訪問看護記録の 2 度手間（二重記録）は避けられませんでした。当ステーションは紙媒体のため 2 度手間を前提とし、多職種との情報共有に特化し活用すると考えて利用しました。

　当ステーションのスタッフは、訪問先で『電子@連絡帳』を入力するのではなく、ステーション事務室に戻ってから入力していました。これは、相手がいつ「豊田みよしケアネット」の記載内容を見るのか分からず、あくまでも参考としての情報共有であることや、使用タブレット台数の不足が影響していました。しかし、タブレット端末機能である地図アプリを利用しての訪問や、終末期にある利用者の好きな歌謡曲をベットサイドで流し家族と共に歌う、ラジオ体操の音楽でリハビリテーションを行うなど、多様な訪問看護活動につなげていました。

　また、タブレットは画質も良く、理学療法士が行うトランスファーを動画としてアップしたものを他事業所の介護職スタッフが確認しケアに生かすこと

①分かりやすい表現で記入しましょう！
長文や専門用語（略称など）の記入は避けて、他職種の相手にも伝わりやすいように配慮しましょう。
また、写真や動画、Officeソフト等の添付も可能です。

③緊急時の連絡には使わない！
「豊田みよしケアネット」は、平時の情報共有ツールです。緊急対応が必要な場合は電話等、他の手段で連絡を取りましょう。

> 相手がいつ記事を見るか分からないからね。

〈記載するとよい内容〉
- 訪問診療やサービスで得られた患者の状況、体調変化、服薬状況など
- 患者の食事摂取状況、排泄状況などのADL
- 患者の衛生状況、家屋状況
- 家族による介護対応状況
- 予測される体調の変化及び対応方法
- 在宅療養、生活支援での留意点
- 患者や家族の療養についての希望など

> 他職種の専門用語がよく分からない

④参考としての情報共有です
「豊田みよしケアネット」は他職種へ指示するものではありません。状態変化や自身が対応した内容等の情報共有として利用しましょう。

〈記載方法〉
- 長文は避けましょう。文章を箇条書きにするなどして、端的に分かる表現にしましょう。
- 文章で分かりにくい内容は、写真や動画を活用しましょう。

⑤スケジュール機能も活用しましょう
スケジュール機能を使うことで、「各職種がいつ訪問するのか？」や「どのような処置やサービス提供が行われる予定なのか？」を、患者の支援チーム内のメンバーが一括把握できるので、他職種が次に処置やサービス提供する際に便利です。

> 明日、先生が訪問診療に行くから、○○さんの状況が分かるね！

②相手の応答が必要か明確に！
誰に対しての情報なのか、その相手に応答を求めているのか等が伝わりやすいように配慮しましょう。

○訪問予定日の訪問内容をスケジュールに記載

⑥団体内の情報共有も可能です
基本利用は、患者情報を多職種で共有するものですが、プロジェクト機能を使って、同職種間の情報共有（事務連絡等）にも利用可能です。

〈よい記載方法〉
- 全員への「情報提供」の場合
  ⇒タイトル等に「情報提供」と記載
- 特定の職種等から回答や応答が必要な場合
  ⇒タイトル等に「○○様へ ◆◆をご回答お願いします」と記載

〈例〉
⇒①○○回のプロジェクト作成
　②会議・研修会等の案内を掲載
※研修会の案内等でPDFなどの資料の掲載も可能

図 3-7 「豊田みよしケアネット」利用マニュアル
（豊田市みよし市在宅医療・介護・福祉総合ネットワーク協議会作成）

もありました。**褥瘡や皮膚トラブルの状態、尿の正常変化、黄疸などの皮膚色、呼吸状態の変化、振戦・けいれんなど実際の様子を写真や動画で映像として提示することは一目瞭然であり、主治医のみならずヘルパーステーションの介護職や移動入浴スタッフ、デイスタッフ、ケアマネジャーなど、利用者にかかわる多職種と情報共有がしやすく便利でした。**

　訪問回数が多いヘルパーステーションの介護職からの写真による投稿も大いに役立ち、処置やケア方法を連絡・統一できたケースや臨時訪問につな

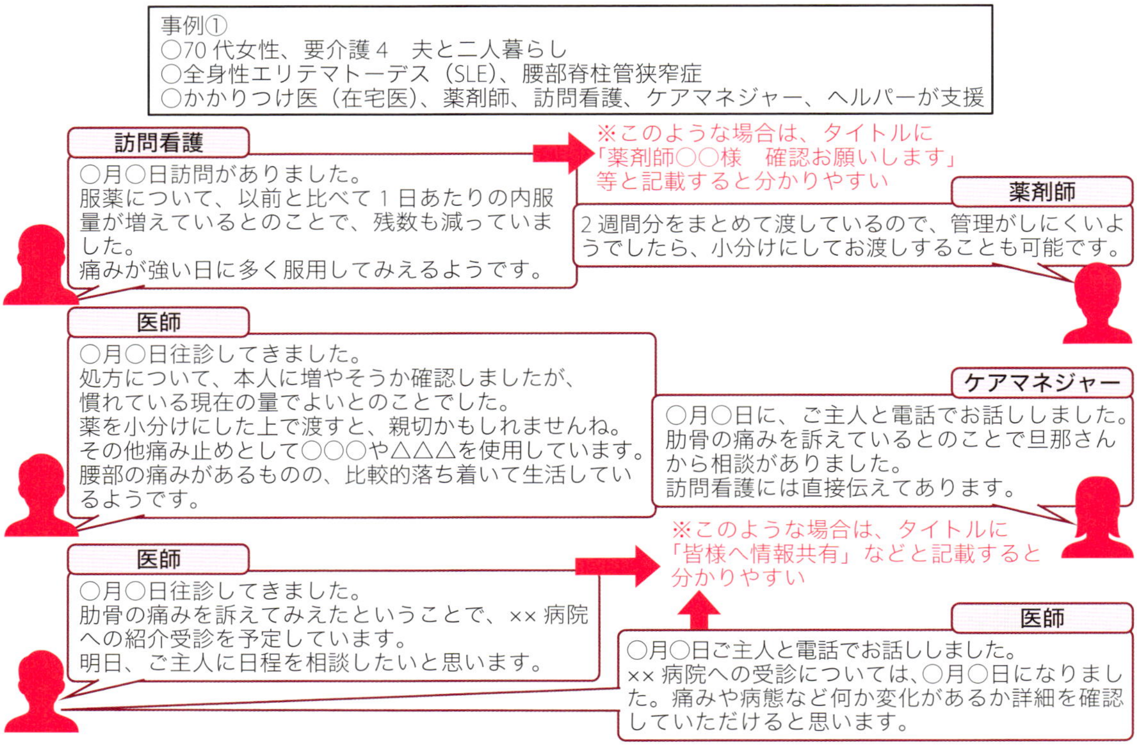

```
事例①
○70代女性、要介護4　夫と二人暮らし
○全身性エリテマトーデス（SLE）、腰部脊柱管狭窄症
○かかりつけ医（在宅医）、薬剤師、訪問看護、ケアマネジャー、ヘルパーが支援
```

訪問看護
○月○日訪問がありました。
服薬について、以前と比べて1日あたりの内服量が増えているとのことで、残数も減っていました。
痛みが強い日に多く服用してみえるようです。

※このような場合は、タイトルに「薬剤師○○様　確認お願いします」等と記載すると分かりやすい

薬剤師
2週間分をまとめて渡しているので、管理がしにくいようでしたら、小分けにしてお渡しすることも可能です。

医師
○月○日往診してきました。
処方について、本人に増やそうか確認しましたが、慣れている現在の量でよいとのことでした。
薬を小分けにした上で渡すと、親切かもしれませんね。
その他痛み止めとして○○○や△△△を使用しています。
腰部の痛みがあるものの、比較的落ち着いて生活しているようです。

ケアマネジャー
○月○日に、ご主人と電話でお話ししました。
肋骨の痛みを訴えているとのことで旦那さんから相談がありました。
訪問看護には直接伝えてあります。

医師
○月○日往診してきました。
肋骨の痛みを訴えてみえたということで、××病院への紹介受診を予定しています。
明日、ご主人に日程を相談したいと思います。

※このような場合は、タイトルに「皆様へ情報共有」などと記載すると分かりやすい

医師
○月○日ご主人と電話でお話ししました。
××病院への受診については、○月○日になりました。痛みや病態など何か変化があるか詳細を確認していただけると思います。

図 3-8 │ 「在宅療養者の情報共有」の事例
（豊田市みよし市在宅医療・介護・福祉総合ネットワーク協議会作成）

がったケース、スケジュール機能を使い訪問診療日を知ることで、内服薬について医師へ依頼した内容を薬剤師にも同様に伝えられ、利用者の困りごとが解決できたケースもありました。こうした介護保険プランに掲載されない訪問診療などのスケジュールがわかり、主治医報告のタイミングを図ることができました。

実際の運用において、「記載された内容がどの職種に対してなのかわからない」「返事をするタイミングに悩む」「状態変化がなくても訪問したら書き込みをした方がよいのか」などの意見も聞かれました。多職種で円滑に活用するためには、他の職種の専門性や教育的・文化的背景の違い、用いる言葉・用語の違いがあることを踏まえ一定のルールが必要と思われました。その結果、モデル事業の際の書き込みや連携のやり取りを経て、図 3-7 に示す利用マニュアルの作成につながりました[2]。

豊田みよしケアネットの運用の現状

「豊田みよしケアネット」で主に行われている情報共有は、「①在宅療養者情報を関係者で共有するもの」「②職能団体ごとの情報共有として活用する

もの」の2つのパターンがあります。①はこのシステムの主となるものです（図 3-8）。②の活用方法としては、研修会案内や市内のステーションで結成する訪問看護部会で実施した健康相談などの啓蒙活動写真の添付、開催したスキルアップ研修会の様子などの情報交換に利用しました。

　これら医介連携検討会議やモデル実証を踏まえて、2017年4月に医療・介護関係者による「豊田市みよし市在宅医療・介護・福祉総合ネットワーク協議会」が設置されました。協議会規約・利用規約・セキュリティポリシーの承認を得て、「豊田みよしケアネット」の運用が開始されています。また、登録率向上に向け、各関係機関へ導入通知やホームページへ情報を掲載し、各団体に導入説明会が実施されました。行政担当者から説明を受けた後、利用申請手続きや利用登録を行い、現在利用に至っています。

4　ICT導入の成果、課題と展望

導入の成果

　今回、この多職種連携ツール「豊田みよしケアネット」を導入の成果として、下記の4点が挙げられました。

①ケアネットは地域包括ケアシステムの中における多職種連携ツールとして、一定のルールの下で使用できる

②ケアネットを活用し在宅療養されている人の情報を共有することで、かかわる各々の職種が状態を把握することができ、より適切な対応が可能となる。特に、視覚的な情報共有に活用すると有効である

③職能団体内での情報共有が可能であり、今後、処置手順の標準化などに寄与できる可能性がある

④情報をリアルタイムに共有できる多職種連携に特化したツールとして考え、現行、各々訪問看護ステーションが使用するソフトでは行えない他事業所との連携の補完ができる

運用上の課題

　課題としては、登録・ログインの手間の解消とシステム関係における費用、セキュリティ対策等があります。主に下記の4点が挙げられます。

①登録等が簡便でなく、登録者数の増加はなかなか進まない

②小〜中規模サービス事業者が多い在宅分野の現状に、モバイル端末の費用や通信費等の負担を考え、ICT利用による多職種連携ツールの有益性をどれだけ示すことができるか不安がある

③病院や事業所など法人単位によるセキュリティ対策の違いにより、登録が

できない
④各訪問看護ステーションが利用するソフトと地域での情報共有システムとの互換性、加えて異なる二次医療圏との互換性がない

▍多職種連携ツールのメリットを体感し、ICT化の動機づけに

　外来通院し在宅療養する療養者も多く、「外来は在宅の始まり」と言われている昨今、基幹病院の地域連携室などの「豊田みよしケアネット」への参加があるといいのではないかと考えています。困難もありますが、地域連携のネットワークとシステムの連動が望まれます。

　これらの課題をこの地域全体としてどう解決していくのか、行政や医師会・歯科医師会・薬剤師会、介護連絡協議会などと引き続き協力し、win-winの良い関係づくりと仕組みづくりに、当ステーションとしてもコミットしていく必要があります。

　今回、多職種連携ツールを体験利用することで、多職種と情報共通や連携がとれる、写真も共有できるなど、「思ったより便利で気軽に利用できる」イメージ感が広がり、スタッフがICTに慣れるための機会にもなりました。多職種連携ツール活用によるメリットを体感し知ることができ、スタッフのICT活用に対する動機づけは深まったと思います。

　また、主治医から亡くなった療養者の家族の受診時の様子や、かかわった多職種への感謝の言葉を「豊田みよしケアネット」で読み、温かな感情がわき、在宅チームの良さを再認識しました。

▍看護師教育としての活用の可能性

　もう一つの面である「②職能団体として活用する方法」として、処置手順を動画で撮影して閲覧できるようアップロードし、必要時、個人の都合の良い時に動画を見て学ぶ「自己学習の手段」とするのはいかがでしょうか。その地域の特徴やリソースなど事情が異なる中、地域特性を生かし、医療材料準備等も含めた処置手順の標準化のみならず、たとえば疼痛コントロールなどの評価基準を統一し運用することができれば、その地域の訪問看護の質担保につながります。そして、いつでも動画として見ることができる学習環境づくりがICT活用により実現できれば、在宅を担う看護師教育の一助になり得ると考えます。

　ICTの活用は単なる情報提供や共有でなく、それぞれの専門職種が目標を共有し、役割を尊重しながら専門性を発揮・協働する効果的な方法の一つです。日頃のコミュニケーションに加え、人と人との関係性や思い・願い・希望をつなぐこともできます。それは地域でACP活動を継続して行う環境づ

くりに貢献し、在宅チームの特徴である「流動的な多職種チーム」が最大限のパフォーマンスを発揮する有効な手段となります。急激な高齢化を迎えるこの地域で暮らしたいと願い、生き、人生の終焉を迎える人に寄り添う訪問看護ステーションの大きな手助けとなるでしょう。

(加納美代子)

●引用文献
1) 一般社団法人全国訪問看護事業協会：ICT 活用推進プロジェクト報告書　訪問看護ステーションの ICT 普及に向けて．2016．
2) 豊田市みよし在宅医療・介護・福祉総合ネットワーク協議会：豊田みよしケアネット利用マニュアル．2017．

Topics

ICT導入・活用へのハードルをどう乗り越えるか

　ICT化に魅力は感じていても、費用やセキュリティ対策がハードルとなり、なかなか導入に踏み切れないという訪問看護ステーションは多いのではないでしょうか。ここでは、ICT化に取り組んだ経験から、ICT導入・活用の際にどのようなハードルが待ち構えているのか、またそれをどう乗り越えていくのかを考えたいと思います。

システム会社の選定から導入まで

　社会福祉法人聖隷福祉事業団（以下、当事業団）は静岡県浜松市に本拠地を置き、1都8県で事業を展開しています。そのうち在宅・福祉サービス事業部では、高齢者・保育施設・障がい分野サービス・訪問看護ステーション等の在宅サービスを展開しています。

　当事業団では2017年9月～12月にかけて、在宅・福祉サービス事業部100施設において共通のソフトが導入されました。ICT化に関しては法人本部専門部隊のサポートを受け、数年前から「複数社のプレゼンテーション」→「地域を絞って試行的に導入」→「全体での導入」の流れで進めてきました。

　導入に当たっては各社のプレゼンテーションを実施し、訪問看護をはじめ各事業の代表者が立ち会って請求や記録・データ管理についてなどの確認を行いました。訪問看護だけの視点でみれば魅力的なソフトも、「全体で導入する」という視点で考えると採択に向かない場合もありました。全体のメリットを考え、契約に関する最終決定は経営陣に委ねられました。

　導入決定後は「各地区・各事業の代表者とシステム会社による打ち合わせ」「職員へのデモンストレーション」「請求を行う事務職員の会議」「操作や使用上のルールに関するマニュアル作成」などを段階的に実施しました。また、各施設で学生実習も受け入れているため、学生受け入れの際のルールづくり、ID・パスワード管理・閲覧に関する誓約書の作成、学校との協議も行いました。

導入のメリット・デメリット

＜メリット＞
・同一ソフト使用のため、同法人（病院は除く）内でのタイムリーな情報共有が可能
・eラーニングの効果的な導入、外出先で手技や知識面で不安なことの確認が可能
・記録の効率化、空き時間の有効活用（タブレットで訪問看護計画書や訪問看護報告書の作成も可能）ができる
・スタッフ間の情報共有がタブレットにより情報管理上、安全に一斉に可能　など

＜デメリット＞
・タブレットの記録が苦手なスタッフは、記録の時間短縮が図りにくい
・改善要望点に関してバージョンアップに時間がかかる、もしくはできない
・統計処理など「当然ある」と思っていた機能がなかった

ICTはそもそも「よく分からない領域」

私自身がそうですが、「ICT」は知識の乏しい領域のため、そもそも「よく分からない」ということが最大のハードルです。繰り出される横文字標記、サポートセンターからの回答に対する「それでいいの？」という疑問、何がどう便利になっていくのか、こちらの要望はどのくらい形にできるのか、全くできないのか、それとも努力すればできるのか……。こちらの知識が乏しい分、システム会社に質問しきれない不全感が正直なところ、いつも残ります。自分たちの学習ももちろん必要ですが、要望としては、システム会社の皆様にはもう少し「分からない人に分かる説明をする力」をつけていただきたいと感じています。もしくは、医療・介護に詳しい"通訳的な役割"を担える方の育成をお願いしたいと思います。

資本力の問題への対応

次なるハードルは、資本力の問題です。当ステーションの場合、ソフト使用料は年間64万円（月5万円程度）、通信料は年間19万円（月1.5万円程度）のコストが発生しています。導入時の最も大きな出費はスタッフ全員分のタブレット購入費用で、スタッフ19名分で130万円程度かかりました。このように導入にはコストがかかるため、収支上、導入が可能かどうかの判断が必要になるため、導入後のイメージを描きながら、費用的にも自分の事業所に適したソフトを選択するとよいと思います。そのためには、各社のプレゼンテーションや試行的な導入など、自主的な"情報収集"が重要です。また、「サービス等生産性向上IT導入支援事業」（経済産業省）によるIT導入補助金など、ICT導入支援に関する補助金を活用することも有効といえます。

他社のシステムと連携できる機能を

静岡県では「静岡県在宅医療・介護連携情報システム」[1]が稼働していますが、各事業所でそれぞれ異なるシステムが導入されている場合、システム間の情報共有ができないという問題が生じます。異なるシステムを使っていても連携できるよう機能に互換性があり、他社システムでもタイムリーにケアの内容や利用者に関する情報交換が行えるようにならないでしょうか。システム会社の方にはぜひ、効率性を生かしたまま、情報共有ができる機能を検討していただきたいと思います。

（尾田優美子）

引用文献

1) 静岡県医師会 静岡県在宅医療推進センター：専門多職種をつなぐ地域包括ケア「見える」システム　シズケア・かけはし．
＜http：//www.shizuoka.med.or.jp/zaitaku-c/pdf/zaitakunet/o2c-infomationsystem.pdf＞

ICT システムガイド／
訪問看護ステーション導入事例

4章

【掲載情報/価格表記について】
・会社紹介の掲載情報は執筆当時のものです。
・システム等の価格は税別です。現在の価格とは異なる場合があります。詳しくは各社にお問い合わせください。

会社紹介　**at home 看護 Mobile**／株式会社アポロシステム

記録から請求まで網羅した
充実機能のICT化を低価格で実現！

クラウド型で初期コストや導入負担を軽減

　訪問看護業務支援ASPサービス『at home 看護Mobile』は、訪問看護に特化した業務支援システムとして2009年6月にサービスの提供を開始しました。

　医療法人や医師会傘下のステーションだけでなく、営利法人の訪問看護ステーションが増えつつあったこの時期、当時主流だったスタンドアロン型のシステムでは、導入時に高額のソフトを購入せねばならず、また複数拠点で使用したい場合はさらにサーバーを立てVPN等のネットワーク構築まで必要で、開設したばかりの小規模な訪問看護ステーションにはシステム導入にかかる初期費用コストが大きな負担でした。『at home 看護Mobile』ではそれを解消するために、インターネット経由でソフトウェア機能を提供し、一律の月額利用料で使用できるクラウドのシステムを採用しました。

　「訪問先で高度な判断が求められる訪問看護師こそICTの恩恵を最大限に受けられるべき」との考えから、当初よりモバイル機能を標準搭載としました。スマートフォンを利用することにより、外出先での各種情報の参照ができ、看護記録を入力できることが前提だったためです。これにより、緊急訪問時に事務所に寄らなくても利用者情報が確認でき、スムーズに利用者宅へ訪問できます。さらに、訪問の合間に記録を入力することで、帰所後の事務作業の負担を大幅に減らすことが可能となりました。登録した看護記録はレセプト請求や統計情報とリンクしており、一度の入力でさまざまな機能にデータを役立てることができます。

災害時も視野に入れたセキュリティ対策

　完全自社開発・自社運営のサービスなの

会社概要　｜　株式会社アポロシステム

システムに関するデータ
基本の機能：
記録から請求までの訪問看護業務に関連する一連機能
導入までの期間：2～3営業日
導入費用：
初期費用8万円、月額利用料2万5,000円
※端末数や利用者数等にかかわらず一律の定額料金
導入実績：全国で180件以上の訪問看護ステーション
請求ソフトとの連携方法：
・医療/介護/公費/実費の請求に対応

当システムで請求データの作成まで可能
住所・URL
香川県高松市内町2番15号エクセルビル2F・3F
http://www.apollosystem.co.jp/

問い合わせ先
　TEL：0120-878-721
　E-mail：athome@apollosystem.co.jp

【スケジュール管理】

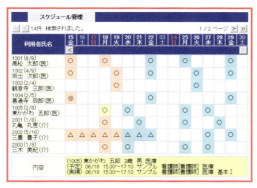

スケジュール管理では各情報を色分けしており、訪問予定や登録済みの訪問看護記録を直感的に把握することができます。スケジュールは利用者軸、職員軸と表示を切り替えることが可能です

【請求処理結果】

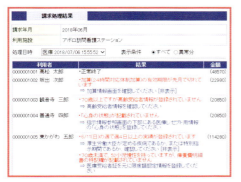

【経過記録】

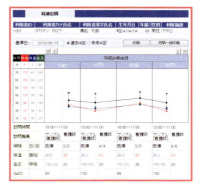

訪問看護記録は訪問看護記録書Ⅱとして作成できるだけでなく、経過記録として1枚に4回分の記録をまとめて出力することも可能です。経過記録にはグラフ化されたバイタルも表示します

高額療養費の自己負担上限額、公費の併用請求、特記欄/特記事項欄に必要な記載など、複雑な制度による記載漏れ等を防ぐため、細やかなチェック項目で返戻を防止できます

で、システムの操作や制度の問い合わせの電話はアポロシステムの担当者に直接つながり、即座に調査、回答できる点もユーザーから評価いただいています。大きなコストをかけることができる大規模な事業所だけでなく、開設したての訪問看護ステーションでも恩恵を受けられるシステムとして、2万5,000円（税別）の月額利用料は職員数、利用者数、パソコン数等が増えても変動することなく一律で利用しやすい料金設定となっています。また、システムの専用サーバーはデータセンターに設置し、万が一の災害や停電等の対策は万全です。webサービスにおける脅威となる不正アクセスやシステムに害を加える不正入力等に関しても適切な対策を施しています。お預かりした各種情報は、取得しているプライバシーマークによる個人情報保護方針に則った形で正しく保管されています。

[まずは無料お試し版で体験を]

　サービス開始以降、多くの診療報酬/介護報酬改定にも対応してきました。改定に際し、特にユーザーの対応は不要で、事前に通知した日以降には改定に対応した状態で使用できます。これまでもユーザーからの声を反映した積極的な機能改善を行ってきましたが、今後もより現場で使いやすいシステムを目指していきます。インターネットにつながっているパソコンさえあればすぐに使い始めることができるので、少しでも興味を持っていただけた方は、ぜひ無料お試し版で体験していただきたいと思います。

導入事例　**在宅看護センターミモザ**

多世代交流の中心として在宅看護センターの活動を支えるICT

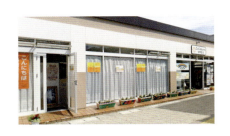

少人数での業務効率化にはICT化が不可欠

　代表理事の長澤祐子が、日本財団在宅看護センター起業家育成事業の2期生として研修を修了し、2016年8月に立ち上げたのが在宅看護センターミモザです。

　福岡県宗像市の東郷駅前再開発計画で多世代交流拠点としての在宅看護センター構想を採択されての開設となりました。しかし、地盤のない宗像市での旗揚げは厳しいものがありました。周囲には病院や医師会立の訪問看護ステーションがあるのみで在宅診療をしている医師も少なく、利用者確保以前に、地域の訪問看護に対する認知度を上げるための活動が最初の仕事でした。

　当初のスタッフは開設要件2.5人ギリギリの3名でスタート。事務専任の担当者もおらず、事務作業、レセプト請求業務にも不安を抱えていました。**少ない人数で効率よく業務を行うには業務支援システムの導入が不可欠**

と考え、起業家育成研修のカリキュラムをきっかけに複数のシステムメーカーにアプローチ。起業家育成事業の同期生と合同でシステムのデモや説明を受けた上で、アポロシステムの『at home看護Mobile』の導入を決定しました。**導入の決め手としては、クラウドのサービスということで初期費用を安く抑えられること、安価でも充実した機能を有していること、問い合わせ時に親身になって丁寧にサポートしてくれたこと**が挙げられます。

問い合わせへの対応の早さが重要

　月額利用料は定額で増えることがなく、パソコンやスマートフォン、職員の数が増えても一律なのは、将来的に規模を大きくしたいことを考えても、経営面で大きなメリットです。

　また、訪問の合間の時間に、外出先からも看護記録の登録ができるので、帰所後の事務作業を軽減できています。外出先から送信した内容は即座に共有できるので、利用者や家族からの訪問後の問い合わせを訪問した職員以外のスタッフが受けた場合にも、スムーズに対応することができています。

　2018年4月には診療報酬・介護報酬の同時改定がありましたが、あらかじめ周知されていた日程でシステムに改修が実装され、事業所側で設定等を行う必要はありませんでした。改定項目によりどこがどのように変更と

施設概要（2018年6月現在）
所 在 地：福岡県宗像市
職 員 数：6名
利用者数：約40名
延べ訪問件数：月間約300件
利用システム：『at home看護Mobile』（アポロシステム）
利用している機能：パソコン機能、モバイル機能
使用端末：パソコン7台、スマホ・タブレット2台

ICT導入前の課題	ICT導入後の成果
・訪問看護の請求制度に詳しい職員がいないため、請求業務に不安を抱えていた ・事務専任の職員がいないため、請求業務の負担の大きさを心配していた ・各種記録に関しても様式も不明で帳票類の不備が心配だった	・不明な点は問い合わせながら、不備なく請求することができた ・請求業務をこなしても通常通りの訪問をこなすことができた ・必要な帳票は一通りそろっており、システムへの入力で効率よく作成することができた

なったかもわかりやすくまとめられており、大きな混乱もなく慣れることができました。

また、事務専任の担当者がいないので代表理事がレセプト作成を行っていますが、複雑な制度や請求方法について問い合わせても、問い合わせ専用の電話番号で直接担当の方に電話がつながり丁寧に教えていただけるので、いつも助かっています。

レセプト請求業務に時間を取られ、請求時期には自分は訪問できないのではないかと心配でしたが、毎日の記録を入力していたらスムーズにレセプト作成できるので、うまく両立できています。

これからシステムを選定される方へのアドバイスとしては、パソコンの操作等に疎い人ほど問い合わせのレスポンスが良いメーカーを選んだほうがよいと実感しています。

今後は地域の中心としての活動を

今年は開業して4年目を迎えます。地元住民のさまざまな活動や集会の場である地域センターや東郷駅隣接の保育所とも密な連携を取り、東郷駅前は老若男女が集う多世代の交流の場となっています。その中心として在宅看護センターミモザでは訪問看護の利用者が増えているだけでなく、地域コミュニティでの講演、学習会やリハビリ体操教室なども行っています。

看護師は地域に出て、利用者・ご家族・医師・ケアマネジャーのハブになれる存在。在宅看護センターは地域の中心として活動していきたいと考えています。

在宅看護センターミモザは、街の健康と保健の相談室として一層の充実を図っていきます。

会社紹介 | **iBow（アイボウ）**／株式会社 eWeLL

圧倒的な現場での使いやすさ
手厚いアフターフォロー体制も魅力

現場での使いやすさを徹底追及した電子カルテ『iBow（アイボウ）』

訪問看護支援サービス『iBow』は、「現場で本当に役立つシステム」がコンセプトの訪問看護専門の電子カルテ。**訪問看護の現場の声を吸い上げて、毎月、機能追加や改善を行い続けています。**2014年の発売開始以来、画面デザイン、操作方法など「現場看護師にとっての使いやすさ、分かりやすさ」が評価されています。

記録のしやすさと充実のカスタマーサポート

好評なのは訪問先での記録画面の使い勝手です。前回までの記録や関連情報を訪問中に簡単に参照できるなど、現場の意見を反映した機能改善を随時行っています。また、手厚いカスタマーサポートも『iBow』が選ばれる理由の1つです。システムの使い方はもちろん、**システム会社では通常回答しないような請求業務や複雑な訪問看護の制度まで、何でも問い合わせることができます。**

業務効率とケアの質を向上、職員と利用者の満足度アップ

訪問中の看護メモが簡単に取れるよう、観察項目や選択肢を事業所ごとに使いやすい表現で設定できます。**メモに時間を取られず本来の看護業務に集中できるため、利用者の満足度向上にもつながります。**関連帳票の作成も、日々の訪問記録が自動反映されるので簡単です。

全50種類以上の豊富な帳票が用意されており、手書きでの転記作業が不要となるため効率的です。特に情報提供書や各種報告書が

会社概要 | **株式会社 eWeLL**

システムに関するデータ
基本の機能：
訪問看護記録／帳票作成／利用者情報管理・閲覧／統計・分析／レセプト／グループウェア／シフト管理／お問い合せ
導入までの期間：
8営業日〜1カ月程度（データ移行含む）
導入費用：
初期費用：0円
月額料金：基本料（1万8,000円/1ステーション）＋使用料（ステーション規模により変更）
※ PC や iPad 費用は含まれません
導入実績：580事業所（2018年9月末時点）

請求ソフトとの連携方法：API 連携
住所・URL
大阪本社：大阪市中央区備後町3-3-3 サンビル備後町9階
東京支社：東京都千代田区大手町2-6-2 日本ビル3階
https://ewell.co.jp/index.html

問い合わせ先
株式会社 eWeLL 営業部：0120-49-0333（平日・土日祝日9時〜22時）
https://ewellibow.jp/demo/index.html

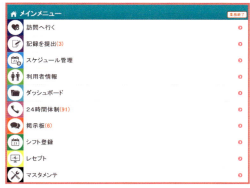

システムが苦手な人でも簡単に、直感的に操作ができるようにデザインされています。「訪問へ行く」など、訪問看護の現場でなじみのある言葉を使用しています。

利用者の前10回（もしくは1カ月間）のバイタル・観察項目の推移が一目で確認できる「経過観察」機能。ユーザーの声を反映した追加機能の一つです。

充実しており、コメディカルにスピーディに情報提供できる点が高く評価されています。また、タブレットで記録から情報共有、帳票作成まですべての業務が完了する点も魅力。外出先でも制限なくすべての機能が使えるため、事業所に立ち寄らず直行直帰等の柔軟な働き方を実現します。

大切な利用者情報を守るため、セキュリティには妥協しない

『iBow』は厚生労働省、経済産業省、総務省のガイドラインを完全遵守し、病院の電子カルテ同様に厳しい基準をクリアしています。また、情報セキュリティマネジメントシステムに関する国際基準であるISO/IEC 27001も保有しています。

特徴は、契約法人ごとに専用のサーバー領域を確保していることです。複数事業所のサーバーを1つにまとめてコストダウンすることもできますが、『iBow』は妥協しません。また、専用サーバー領域を設けることで、アクセスが集中しやすいレセプト期間に動作が遅くなるなどのトラブルを回避。ユーザーがいつでもストレス無く使用できる環境を実現しました。

訪問看護におけるシステム選びのポイント

「現場のスタッフが納得できる使いやすさ」「セキュリティ」「アフターサービス」が肝要と考えます。まず、システムを実際に使うスタッフがその使い勝手に納得しなければ、ICT化は現場の不満を生みかねません。また、大切な利用者の情報を扱うからこそ、セキュリティを担保していることは必須です。

最後に、「導入後のカスタマーサービスや研修等のフォロー体制」も、ICTを活用して継続的に事業を運営する上で欠かせないポイントと考えます。『iBow』は、導入前の現場スタッフへのデモンストレーションを徹底しており、同意・納得を得られたうえで導入いただいています。導入後も、豊富な知識を備えたトレーナーとカスタマーサービスによる丁寧な対応を継続することで、本当の意味でICT化が実現すると考えています。

導入事例 訪問看護ステーションひゅっぐりー

ICT活用で実現する質の高い訪問看護サービス

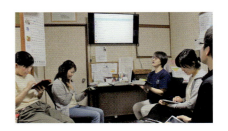

ICT化に取り組んだ経緯

　当ステーションでは開設当初から訪問看護支援サービス『iBow』を活用しています。ICT活用による訪問看護サービスの質の向上を目的として導入しました。紙のカルテは情報の量・質ともに乏しくなりがちです。ICT活用により画像情報の共有やカルテ記載の表現統一を行うことで、情報共有は量・質ともに高まります。

　『iBow』を選んだ理由は、この2点を満たしていたからです。**複数の画像をカルテ内に挿入できること、記録仕様をカスタマイズできることが非常に魅力的でした。**

　当ステーションでは導入当初、記録方法についてスタッフ間で協議し、当ステーションの情報共有仕様に合うようにカスタマイズしました。また文字以外の画像等情報をどのように共有するかを検討し、同じ目線・同じ言葉で情報共有できるようにしました。その結果、朝礼等の短時間での情報共有であっても質の高い共有となっています。

スタッフ間の訪問看護実践の見える化

　在宅療養者は多様なサービスを活用しながら生活するため、多様なサービス提供者との連携協働が求められます。こうしたケアマネジメント技術は熟練した訪問看護師と新任の訪問看護師において、大きな技術差が生じています。

　重要なのは**熟練スタッフが実践している連携や情報共有の仕方をステーション内で見える化すること**です。訪問看護は病棟と異なり一人職場に近い環境であるため、ほとんどが電話やFAXでのやり取りとなり、連携活動が見えにくい状況です。これらは質の低下や利用者の不安増強につながります。**ICTによって、これらをカルテ上で見える化する仕組みは訪問看護サービスの質の向上につながります。**『iBow』では記録方法を自分たちでカスタマイズできるため、ケアマネジメントについてもどのような内容を実施したのか見える化に適しています。

データドリブン経営

　紙カルテで活用し、訪問件数や新規利用者の情報等をExcel（エクセル）で管理している職場は非常に多く、筆者の前職場もそうでした。しかし、情報を一元管理できない場合、

施設概要（2018年6月現在）
- 所在地：奈良県桜井市
- 職員数：10名（看護師5名、准看護師1名、理学療法士1名、作業療法士1名、言語聴覚士1名、医療事務1名）
- 利用者数：60〜70名
- 訪問件数：400〜500件/月
- 月間新規利用者数：10名前後
- 導入システム：株式会社eWeLL　訪問看護記録システム＆サービス『iBow』
- 使用端末：iPad 11台

ICT導入前の課題	ICT導入後の成果
・情報共有の質が乏しかった ・情報が散在していた ・看護師の技能に依存していた ・統計情報の管理に苦労していた ・情報が構造化されていなかった	・情報共有の質が高まった ・情報が構造化され、優先順位がつけられた ・人機融合による質の底上げ、均一化が図れた ・統計処理が非常に効率化された ・情報の重みづけができた

結果的にデータが散在し、活用せずにいる事が度々あります。電子カルテなどICTの活用は必要な情報を一元的・網羅的に把握する手立てとなります。

管理者として考えるICT導入の一番のメリットは統計処理。日報や月報がワンクリックで示されるのは、非常にインパクトが大きいです。『iBow』では利用者の疾患や依頼元等による複数の構造化が可能となっています。自身のステーションを客観的に見つめることは非常に重要で、経営戦略を立てるのに役立つことは間違いありません。

また情報の重みづけができる点も非常に優れています。指示書の期限や計画書の作成について、必要な分だけワンクリックで示してくれるのは業務負担の減少につながっています。iPad上で操作ができるため、他スタッフにも共有しやすく、それぞれの目標を数値的に示すことにもつながりやすいと考えます。

人機融合による質の向上

『iBow』には、AIによる訪問看護計画の作成支援機能があり、利用者の特性と状態を入力すると、概観が計画として表示されます。AIによる視点で網羅的に評価を実施し、実際の現場で人が深く評価することは、質を高めることにつながります。人機融合による効率化を通して質を高めていく視点は、この先の時代に不可欠な考え方です。

当ステーションではこうした効率化を行いながらカンファレンスや情報共有を限りなく短くすることで、数多くの新規依頼に柔軟に対応しています。この先、診療報酬が下がったとしても効率的で質の高いサービス提供体制をつくるのに新たな技術は欠かせません。

ICT導入のポイント

ICT導入には、スタッフの大きな不安感がありました。これはテクノロジーに慣れていないという「不安」と、もしもの時に対応できるかという「不安」です。これら2点の不安をどのようにマネジメントしていくかが肝となります。

どれだけ便利であっても、一つ失敗経験を積むと、それだけでスタッフのICT活用へのコミットメントが著しく低下します。これらを管理するには、丁寧な導入支援の有無とコールサービスの充実度を指標にしておくとよいでしょう。

『iBow』では問い合わせ後、原則1時間以内の電話対応を約束しています。こうした丁寧かつ迅速な対応によりスタッフはストレスを解消し、ICT導入に対して積極的になります。かつ機能をカスタマイズできる『iBow』では、スタッフが能動的に修正を提案してくれます。これらはICT導入へのコミットメントの現れでもあります。

ICT活用や事務業務におけるストレスマネジメントを業者側が担ってくれることの意義は非常に大きく、システム選びの上で重要なポイントと考えます。

会社紹介　**いきいき訪看**／いきいきメディケアサポート株式会社

オールインワンで訪問看護業務を支援するクラウドサービス

訪問看護記録から請求業務まですべてサポート

いきいきメディケアサポート株式会社が提供する「いきいき訪看」は、看護計画や訪問記録の作成から、介護保険・医療保険に対応した請求業務までをオールインワンで提供するクラウドサービスです。多忙な訪問看護業務を改善するとともに、クラウドでデータを保持することで情報共有を容易にすることが可能となります。

業務の効率化に寄与する特徴的な機能として、まずは情報の一覧画面が挙げられます。利用者情報のみならず、訪問看護指示書、作成した帳票（訪問看護計画書、訪問看護記録書Ⅰ・Ⅱ、訪問看護報告書）等、一覧画面ですべての情報が管理可能となっています。この機能では、前回作成した帳票を複写する機能で入力時間を大幅に短縮したり、一括印刷機能で必要な帳票を一度に印刷することで、事務作業を効率化することができます。

また、介護保険・医療保険の請求、利用者自己負担金の請求までオールインワンで提供し、日々の訪問看護記録（訪問看護記録書Ⅱ）の情報から自動的に実績を算定する機能がついており、レセプトの手間を大幅に削減できます。

クラウド上で他職種との情報共有も可能

情報共有については、文書がクラウド上に保存されると同時に、アクセス権に応じて文書の閲覧が可能となるため、訪問の状況を瞬時に共有することができ、緊急時にも容易に利用者の状態を確認することが可能です。主治医やケアマネジャー等との多職種連携についても、クラウド上のデータへのアクセス権を利用者単位で細かく設定することができるため、容易に実現できます。

また、システム内に請求までの機能を内包

会社概要　｜　いきいきメディケアサポート株式会社

システムに関するデータ
基本の機能：
訪問看護指示書登録／期限管理／訪問看護計画書作成／訪問看護記録書Ⅰ・Ⅱ作成／訪問看護報告書作成／情報提供書・サマリー作成／介護保険／医療保険請求／利用者請求
導入までの期間：最短で申込から即日
導入費用：初期費用3〜8万円、月額利用料 売上×1.5％
導入実績：200ステーション
請求ソフトとの連携方法：請求ソフトまで内包

住所・URL
東京都千代田区内神田2-14-10
http://www.ikiikimedicare.co.jp

問い合わせ先
TEL：03-5298-6070
E-mail：info@ikiikimedicare.co.jp

【訪問看護指示書一覧画面】

ステーションに指示されている指示書の一覧を一目で確認できるとともに、指示書の期限切れ管理が可能。複写ボタンで指示書の登録も簡単

【データ出力画面】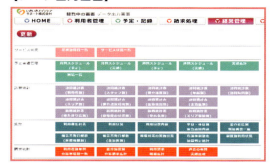

訪問統計や事業所の経営情報、利用者の属性情報等様々なデータを出力可能
アンケート調査への回答やステーションの状況把握に威力を発揮

【経営情報分析機能】

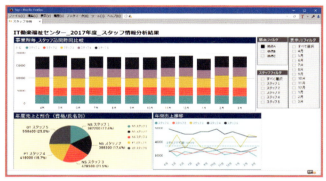

ステーションの経営状況を、売上・スタッフの稼働状況・利用者毎の訪問状況の視点で可視化し、経営状況の把握と改善施策の立案などに役立つ情報を提供

していることにより、ステーションの売上に関するデータはもとより、各種統計情報をきめ細かく出力することができ、ステーション経営の可視化のツールとしても活用できます。

[万全のセキュリティ対策]

セキュリティ面での対策として、厚生労働省のガイドラインに準拠したシステム設計を行い、全通信をTLS1.2で暗号化した通信として盗聴から守るとともに、堅牢なデータセンターにデータを保持することで、情報漏洩の対策を実施しています。個人情報の保護の視点では、ISO27001（情報セキュリティ）の認証を取得し、プライバシーマークの取得を

2018年度に行い、万全の体制を敷いています。

＊＊＊

『いきいき訪看』は、訪問看護ステーションの業務に特化した使いやすいシステムとして開発しました。訪問看護業務に沿ったメニュー構成や看護師目線での記録書構成、複写機能、音声入力等によりICT導入のハードルを下げることで、簡単にシステムを活用できるようになっています。

まずは、実際にシステムに触れることでメリット・デメリットを判断し、ICTの便利さを享受してみませんか。お試し環境を用意しており、訪問デモも受け付けております。お気軽に問い合わせください。

導入事例　公益社団法人富山県看護協会　訪問看護ステーションひよどり富山

複数のステーションが連携してICT化に取り組む効果

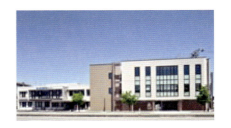

ICT化に取り組んだ経緯

　2017年10月現在、富山県の人口は105万6,000人（高齢化率31.3%）であり、県内訪問看護ステーション（以下、ST）設置数72カ所（人口10万人対5.84 全国39位；富山県厚生部高齢福祉課調べ）、平均常勤換算5.41人（5人未満6割、10人未満3割、10人以上1割）、富山県訪問看護ステーション連絡協議会には全施設が加入しています。

　2014年、富山大学とやま総合診療イノベーションセンター、同大学地域連携機構地域医療・保健支援部門（以下、支援部門）にご協力いただき、日ごろから交流のある富山市内のSTや医師、ケアマネジャー等と「STの課題」「ICT化」「地域のネットワーク化」

施設概要（2018年6月現在）
所 在 地：富山市
設置主体：公益社団法人富山県看護協会
職 員 数：13名（常勤換算9.7名）
職員の平均年齢：45.2歳
利用者数：60名（医療：29/介護：31）
延べ訪問件数：約400回/月
ICT機器・システム概要
※看護協会立訪問看護STは県内2カ所（富山市・射水市）で同時に導入
利用システム：いきいき訪看/訪問看護カルテ、レセプト請求業務、実績集計
費　　　用：導入総経費202万2,000円（補助金92万5,000円）、通信費・データ移行費・研修会費・携帯電話1台ランニングコスト4万円〜5万円/月、総収入×設定比率　モバイル端末管理300円/1台　通信費
ICT台数：ノートパソコン1台、i-Pad12台＋アクセサリー

について勉強会を開催しました。当STでは働き続けられる職場環境づくりのため、まず日常業務における課題を抽出した結果、<u>直接ケア以外の関連業務が多い、単独訪問の不安、複雑な報酬体系、対象者の重症化・多様化、携帯電話当番が負担</u>という課題があり、これらの課題を解決する一つの対策として「ICT化」が挙がりました。

　2015年県内ST管理者を対象とした調査では、ICT導入率は3割で、未導入のSTのうち7割がその理由として「経費・維持費がかかる」「利便性やどのように進めていいのかが分からない」と回答しました。そこで、2016年1月、全国訪問看護事業協会のICT活用推進プロジェクト報告書『訪問看護ステーションのICT化普及に向けて』（2016）を参考に、市内ST管理者とICT化に向けた問題点の明確化と、効果的な導入方法について検討を開始しました。

ICT化導入までの流れ

　2016年度に富山県看護協会は富山県から、訪問看護STにおけるICT活用推進のための訪問看護ステーション業務改善推進事業を受託したことから、同年8月に支援部門と富山県看護協会が共催し県内ST関係者を対象として、ソフト開発会社6社を招き研修会「訪問看護とICT〜これだけは知っておきた

【図】ICT導入前後の状況調査（前：2016年　後：導入約1年後）　　　　　　　　　　　（%）

改善した項目	前 n=61	後 n=58	今後改善を期待する項目	前 n=61	後 n=58
・書類紛失の恐れ	62.7	30.9	・残業時間が多い	43.3	51.9
・同じ情報を書類ごとに記載する負担	74.6	47.2	・残業時間10時間未満	73.6	77.5
・ICT導入への不安	55.0	33.4	・報告書1件作成所要時間20分未満	57.6	62.5
・転記ミスへの不安	58.4	32.8			
・書類やカルテの管理が大変	76.3	51.8	・1週間の訪問件数20以上	12.5	16.0
・スケジュールの把握や変更がわかりにくい	50.9	38.2	・介護ヘルパーとの情報交換が困難	37.3	53.0
・単独訪問が負担	62.3	44.6			

（対象：平成28年度ICT導入に取り組んだ9カ所のステーション職員）

い"ICTで出来ること"〜」を開催し、当STも参加しました。参加した21STのうち、近隣6STが同じシステム導入することとなりました。

システムの選定条件としては、①業務の効率化ができる（訪問看護業務に強い、看護記録入力とレセプト請求が一体化、経営に関する統計処理、医師の指示書管理）、②セキュリティーの高さ、③導入実績、④訪問看護制度に強い、⑤経済性が挙げられました。

当STでは2016年12月からデータを新システムに移行し、3カ月かけてシステム活用範囲を、日々の記録から計画/報告書、レセプト業務へと拡大しました。その後現在まで、必要なアプリを活用し、作業効率の向上を図っています。

職員全員がモバイル端末を持つことで、単独訪問の不安軽減、情報収集の効率化、記録の簡略化、同日訪問の連携強化、請求業務の負担軽減、携帯電話当番の不安軽減につながり、記録に要する時間および残業時間が短縮しました（図）。現在、導入2年目を迎え、年3〜4回同システムを導入したSTでシステム会社と定期的に情報交換を実施しています。システムのネットワーク化はまだ実施できていませ

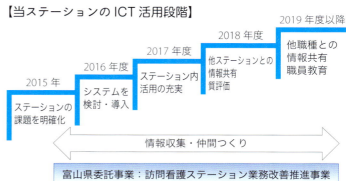

【当ステーションのICT活用段階】

2015年　ステーションの課題を明確化
2016年度　システムを検討・導入
2017年度　ステーション内活用の充実
2018年度　他ステーションとの情報共有質評価
2019年度以降　他職種との情報共有職員教育

情報収集・仲間つくり

富山県委託事業：訪問看護ステーション業務改善推進事業

んが、ST間の連携頻度は増加し、同一対象者への対応数の増加や日常業務において情報の共有化につながっています。また、県内のICT化導入率は、2017年には65.6%に増加しました。

ICT導入・活用へのアドバイス

・「ICT」はあくまでも「道具」

自分たちが使いやすい道具を探し、使いやすく改善できるものを選びましょう。

・複数STでの取り組み＝連携強化

システム選定から活用を視野に入れ、効率よく行いましょう。

・中小規模STの強みを生かす

「競争」ではなく「協働」を考え、仲間を増やしましょう。

・助成金/補助金/基金の活用

導入時の経費だけではなく、維持費も視野に資金の活用を検討しましょう。

会社紹介　**えがお DE 看護**／株式会社カーネル

訪問看護支援システムで利用者データを一元管理

機能紹介とおすすめの機能

①スムーズなデータ連動

・看護記録入力のデータがレセプト（介護・医療・利用者）やさまざまな帳票に連動します。また、スマートフォン・タブレット用アプリにより、外出先で訪問記録を入力したり利用者様情報を閲覧できます。

②信頼性の高い請求処理

精度の高い請求データチェック（介護・医療）により、返戻を防ぐことができます。また、都道府県別の医療請求に対応しているため、請求書や総括票等を作成できます。

都道府県ごとに異なる高額療養費の記載方法にも完全に対応しています。

③豊富な機能と管理帳票

訪問看護計画書は、作成済みの計画書や疾患別の計画書のテンプレートから複写して作成できます。褥瘡対策に関する看護計画書、DESIGN-R®等の豊富な管理帳票が作成できます。

また、スマートフォン・タブレット用アプリの活用により、業務を効率化できます。

・事業所に戻らず、バイタルチェックや看護記録、計画・報告書を簡単に入力できます。
・インターネット未接続の状態でも入力ができます。
・利用者様情報（基本情報・看護記録・地図）を手軽に参照できます。
・看護記録は『えがお DE 看護』の請求処理メニューに連携しています。

高い信頼性でケアの質の向上をめざす

『えがお DE 看護』を導入いただければ、スムーズなデータの連動や精度の高い請求処理により、業務の効率が格段にアップします。また、返戻が少ないことから、信頼性の高い入金予定が立つので経営面でも安心です。

スマートフォン・タブレット用アプリの活用により、外出先の空き時間等で看護記録入

会社概要　｜　株式会社カーネル

システムに関するデータ
導入までの期間：2～3週間（ハード設置期間を含まず）
導入費用：
1万3,900円／月（3ライセンス付。税別・5年リース）
※インストール・操作指導費用を含む
導入実績：700ステーション（訪問看護／2018年3月時点）
ソフトウェア保守料：10万円／年（税別）
請求ソフトとの連携方法：
入力データがそのまま請求に連動

住所・URL
〒541-0047 大阪市中央区淡路町1-6-9
堺筋サテライトビル5階
https://www.kernel1991.co.jp/

問い合わせ先
大阪本社　TEL：06-6221-0033
東京支店　TEL：03-3242-3176
福岡営業所　TEL：092-717-3490
info@kernel1991.co.jp

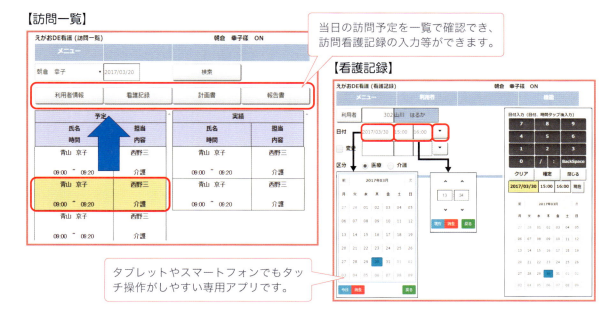

【訪問一覧】
当日の訪問予定を一覧で確認でき、訪問看護記録の入力等ができます。

【看護記録】

タブレットやスマートフォンでもタッチ操作がしやすい専用アプリです。

力ができます。時間を有効活用することで、利用者様へのケアの質の向上をめざします。

セキュリティ対策

セキュリティ対策として、以下のような"ログインアクセスポリシーの導入"と"データの暗号化"を実施しています。
①ログインアクセスポリシーの導入：2要素認証導入／パスワード強度の設定が可能／連続認証失敗回数を制限
②データの暗号化：全ての通信経路の暗号化／データベース内の個人情報の暗号化

まずはICT活用の第1・第2段階のシステム化を

2016年1月に発表された一般社団法人全国訪問看護事業協会ICT活用推進プロジェクト報告書『訪問看護ステーションのICT普及に向けて』に示されている"訪問看護ステーションにおけるICT活用の段階"には「第1段階：レセプト請求（介護保険、医療保険、利用者）等」「第2段階：必要書類の作成（訪問看護記録、訪問看護計画・報告書等）」「第3段階：地域の関係機関との連携、自己評価システムの活用」とあります。第3段階は今後の課題であり、実現するには越えなければならないハードルが多くあります。現段階では、**第1・第2段階を確実にシステム化することが、来るべき第3段階へ向けて必要不可欠な施策**となっています。

このため弊社では、第1・第2段階をクリアしたシステムの導入をお勧めします。
・日々の訪問看護記録が訪問先でも入力できる（スマートフォン・タブレットに対応）
・入力した訪問看護記録が訪問看護記録書やレセプト請求に直接反映できる
・複雑な医療保険のレセプト請求でも手書きや手入力の必要がない
・入力した訪問看護記録のデータが訪問看護報告書や各種資料に連動する
・サポート体制がしっかりしている

以上のポイントにしっかりと対応しているシステムを選択されることをお勧めします。

75

導入事例　公益財団法人日本訪問看護財団立　刀根山訪問看護ステーション

時代に乗り遅れない！スマホが使えるなら、大丈夫

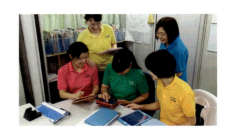

ICT化に取り組んだ経緯

　当ステーションのICT導入への取り組みは、まず請求業務から始まりました。1996年の設立当初は手書きで、月末になると看護師も総出でレセプト用紙を記入していました。その後、利用者数の増加もあり、事務作業の効率化のために1998年より請求業務ソフトを使用開始しました。

　請求ソフトも、現在のカーネルまで4回の変更を行っています。前ソフトは看護記録も記載できましたが、パソコンの台数も少なく、日々の記録は紙に記載し、計画書や報告書はパソコン作成としていました。その結果、月末にはパソコン待ちの時間ができ、無駄な時間を要していました。また、パソコンに慣れないスタッフは入力に時間を要するため、手書きしたものを事務職員が入力する作業も生じていました。

　2017年度になり、パソコンの台数を増やすべきかと悩んでいた時に、当財団本部より「記録に紙媒体を使用しているのは刀根山だけ、早く端末器を使用するように」と指導されました。当初は2018年4月からの導入を検討していましたが、地域でも端末機使用のステーションが出始め、当ステーションも所属する一般社団法人大阪府訪問看護ステーション協会では2016年度よりICT導入支援が行われていたこともあり、早急に端末機導入を進めることとなりました。

ICT導入までの流れ

　目的は「端末機の導入」なので、対応しているシステム会社について使用中の会社も含めて情報収集し、話を聴くことから始めました。当ステーションは「居宅介護支援事業」があるため、本事業との連動も必須であり、また、スタッフ数および利用者数の減少から導入費用やランニングコストもシステム選択に大きな影響を与えました。数カ所の会社よりスタッフ向けに操作方法等のデモンストレーションを行ってもらい、皆の意見も確認しました。結果、株式会社カーネル『えがお

施設概要（2018年7月現在）

所在地	大阪府豊中市
職員数	看護師8名（常勤4名、非常勤4名。常勤換算5.89名）、事務職2名（常勤1名、非常勤1名）、ケアマネジャー3名（常勤2名、非常勤1名）
利用者数	77名
延べ訪問件数	468件

ICT機器・システム概要

利用システム	株式会社カーネル訪問看護システム「えがおDE看護」3ライセンス付、アプリ版12台/居宅介護支援システム「えがおDEケアプラン」2ライセンス付
機器台数	パソコン6台（3台がケアマネジャー専用）、タブレット10台、スマートフォン2台（緊急対応用）
導入費用	162万4,320円（初期導入費用を含む）
アプリ月額使用料	1万9,980円
端末機月額使用料	iPad 12台＋iPhone 2台：約1万円

ICT導入前の課題	ICT導入後の成果
・パソコン操作ができないと言っているスタッフへの対応が必要だった	・タブレット操作からスタートし、パソコン本体操作もできるようになった
・日々の訪問時間等について、看護師が用紙に訪問実績を記入し、事務職員が月末に入力していた。	・日々の訪問記録時に、入力されるため月末にまとめて入力が不要になり、事務職員の手間が減った（事務職員より）
・ソフト内にある帳票類・機能が使われていなかった	・ソフト内の帳票や機能を活用するようになった
・本部より「請求ソフトの費用が高い」と言われ続けていた	・費用面の課題をクリアでき、本部の了解を得られた
・月末の報告書作成のための残業時間	・端末使用や、作成過程が変わり時間の短縮ができた（スタッフより）
・地域での多職種情報共有「虹ねっとcom」への参加	・個々のタブレット端末より、「虹ねっとcom」にアクセスできるため、地域での多職種連携に参加できるようになった。

DE看護』への変更となりました。

費用は大阪府訪問看護ステーション協会のICT導入支援事業の補助金（87万円）を活用しました。

システム選びの決め手

これまでも数社の請求ソフトを使用してきましたが、ソフト変更となると事務作業は大変です。請求を担う事務職員にとっては、変更後の初回レセプト請求は間違いなく大きな負担となります。2～3年ごとの診療報酬・介護報酬改定や制度変更等に早急に対応してくれる業者であり、サポートセンター機能が充実していることが必要だと思います。

『えがおDE看護』について、事務職員は次のように評価しています。
・日々の看護記録が保険請求データと連動しているため、看護職の記録から訪問時間等を入力していた"二重入力"が解消される。
・大阪府の場合、国民健康保険と後期高齢者医療制度への医療請求書は独自様式となっているが、『えがおDE看護』では大阪府の請求様式への対応はもちろん件数や請求金額も自動で印字が行われる。
・返戻や月後れ請求にも対応できる。また、大阪府の公費助成にもシステム上対応している。
・利用者登録に高額療養費の区分設定をするだけで、レセプトに特記や負担金額の表示有無が自動判断されるので、請求業務処理がスムーズになる。

ICT導入・活用のポイント

ICTに対してはスタッフ全員苦手意識がありましたが、バージョンアップやシステム更新などの度にスタッフで声かけをしながら進めてきました。導入から1年が経ち、未だに使いこなすところには至っていませんが、いろいろな機能があることを日々新しい発見のように楽しんでいます。

ICT導入・活用に当たっては、次のポイントが挙げられます。
・初めは、慣れないためストレスが多いですが、そのうちに「なんとか使いこなそう」という積極的な空気に変わります。
・サポートセンターを活用しましょう。「こんなこと聞いたら恥ずかしい？」なんて考えない！
・自ステーションなりの使用説明書を皆で作成していくのもいいアイデアです。

会社紹介 訪問看護モバイルサービス ケアティブ／株式会社コンダクト

ケアティブで、訪問看護の現場における新しい働き方を提案

導入の効果、メリット

訪問看護モバイルサービス『ケアティブ』は、日々の看護記録から計画書・報告書の作成まで、訪問看護業務に必要な機能を集約しました。夜間の緊急訪問の時には、タブレットを使って自宅からカルテ情報を参照し、ステーションに立ち寄ることなく利用者様宅へ直行できます。さらにモバイル通信を併用すれば、いつでもどこでもデータの送受信が可能に。**訪問先から医師へ、ケアマネジャーへ、必要な情報を届け、時には指示や判断を仰ぐことで、多職種での連携がより強固なものになります。**

『ケアティブ』は、スマートフォンにも対応しています（※一部の機能を除く）。使い慣れたスマートフォンでより便利に、通話用とアプリ用の1台2役で、ランニングコストを削減できます。

セキュリティ対策

送受信データはSSL暗号化通信によって、第三者の盗聴やなりすまし、改ざんからデータを守ります。タブレットの紛失に備えて端末内のデータも暗号化されており、パスワードの入力を一定回数以上間違えると、端末内のデータは削除されます。

ICT導入・活用のワンポイントアドバイス

ICT導入をご検討の際には、ぜひ、導入後のイメージを膨らませてみてください。いつもの記録用紙がタブレットに変わることで、記録入力の二度手間が無くなるかもしれませ

会社概要　｜　株式会社コンダクト

システムに関するデータ
基本の機能：
利用者基本情報/訪問看護指示書/特別訪問看護指示書/訪問看護計画書/訪問看護報告書/バイタルサイングラフ/訪問看護記録書Ⅱ（バイタル・看護内容・利用者の状態等・人体図・症状項目）/画像管理/指示確認/業務連絡/訪問先ルート表示/担当者別スケジュール表
導入までの期間： ご発注から最短で約1カ月
導入費用：
初期費用20万円～、月額利用料：ケアティブのみ3,800円～/1ライセンス、タブレット本体・通信費込み7,800円～/1ライセンス
導入実績：
全国100事業所、500ライセンス（2019年1月時点）

請求ソフトとの連携方法：
訪問看護ステーション向け介護保険請求ソフト『コスモス』と連携（利用者情報、指示書、計画書、報告書、看護記録、スケジュールの共有/看護記録から請求実績への一括展開）
住所・URL
石川県金沢市高尾台1丁目423番地（本社）
拠点　石川・東京・大阪・福岡・愛媛
https://www.conduct.co.jp/

問い合わせ先
TEL：0120-536-651（フリーダイヤル）
E-mail：business@conduct.co.jp
※お客様の地域に応じて担当支店が対応

【バイタルサイン】

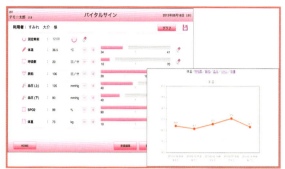

大きな画面で見やすく、スライドバーで簡単にバイタル値を入力できます。状態の変化を把握しやすいように、バイタル履歴はグラフ形式で表示します

【Map 表示】

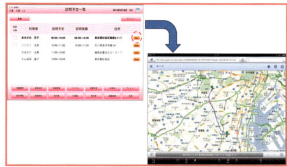

ワンタッチで、現在地から利用者宅までのルートを表示できます

【業務連絡】

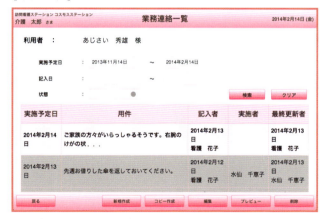

利用者ごとの申し送り事項やタスクを記録し、職員間で情報共有できる機能です。実施済かどうかを管理でき、未実施のタスクがあればアラートでお知らせします

【人体図】

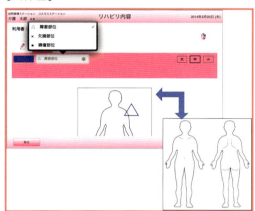

鉛筆ツールとスタンプツールを使って、人体図に描画することができます。人体図は1面と2面の画像から選択して利用できます

ん。ひとりで対応しなければならない当番の夜に、手元に情報があることで得られる安心感や、緊急時に利用者様宅へ直行できるスピード感。大切な申し送り事項は、アラートが知らせてくれる。ICT導入によって実現したいのは、そんな少しの変化です。

『ケアティブ』は、1ライセンスから導入可能。無償のお試し期間を経て、じっくりとご検討いただくことも可能です。まずはデモンストレーションから、お気軽にお問い合わせください。

導入事例 訪問看護ステーションこんにちわ

ICT化を看護の質の向上、ステーションの評価につなげる

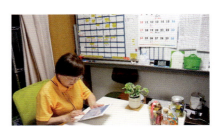

［ICT導入の経緯］

　当ステーションは2015年に開設し、4年目を迎えました。現在、利用者は約60人で、育児中のスタッフが多い小規模な訪問看護ステーションです。設立当初から管理者として、記録や帳票類の電子化は必須と考え、ICT導入を検討していました。しかし、ICT化は導入費用やランニングコストがかかるため、スタッフ数や利用者数が安定するまで手書きで記録していました。

　自治体による実地指導はステーションの運営状況に対する一定の評価が出されるということで、当ステーションのような小規模事業所では大きな意味を持ちます。この実地指導を"クリア"することを訪問看護業務のICT化の一つの目安としていました。創業して3年が経ち、<u>実地指導も無事終わり、スタッフ数が増えて経営的にも安定してきたことから、ICT導入に踏み切りました</u>。

施設概要（2018年6月現在）

所 在 地	東京都台東区
職 員 数	看護師7名（常勤1名、非常勤6名）、医療事務1名
利用者数	約60名
導入システム	訪問看護モバイルサービス『ケアティブ』
導入費用	初期費用約20万円、月額利用料2万6,400円（3ライセンス）※タブレット本体・通信費含む
使用端末	iPad 3台

［ICT導入の流れ］

　設立当初より株式会社コンダクトの訪問看護ステーション向け介護保険請求ソフト『コスモス』を利用していたことから、モバイルサービス『ケアティブ』の導入を決めました。

　<u>システムの選定に当たり最も重視したのは「信頼性」でした</u>。株式会社コンダクトのシステムは多くの訪問看護ステーションでの導入実績があること、そして、操作方法や問題が発生した際のサポート体制がしっかりしている点に安心感がありました。『ケアティブ』で入力した記録が介護保険・医療保険請求『コスモス』に連動していることも大きなメリットでした。

　『ケアティブ』はタブレットによる記録、業務連絡、訪問予定の管理、利用者情報の記載、訪問看護計画書等の文書作成機能を備えています。記録するとすべてデータが更新されるので非常に効率的であり、データのグラフ化、各種文書のPDF化や出力も可能です。また、業務連絡機能はスタッフ間のタイムリーかつ正確な情報共有に役立っています。

　『ケアティブ』を導入した当初はシステムに不慣れで、タブレットでの記録は手書きよりも時間がかかっていました。しだいに操作の要点をつかめて、"導入の壁"を乗り越えてICT化の成果が上がってきました。

ICT 導入前の課題	ICT 導入後の成果
・スタッフ間のやり取りにおいて、情報共有や個人情報保護の面で問題があった	・タブレット1台で全員が情報共有できる。セキュリティ対策により情報漏えいのリスクが低下した
・服薬内容や利用者情報の転記ミスが多かった	・転記がなくなりミスが減った。写真データ等を共有でき効率化した。各種文書をPDF化し、個人ファイルで保存できるようになった。医師とのやり取りや服薬情報が一元化されて確認しやすくなった
・訪問看護記録、業務・会議報告もすべて手書きで行っていた	・タブレット入力により、「入力が手間になる」と思われたが、訪問中の合間などにすばやく入力できるため丁寧に記録するようになった

看護記録の整備がステーションの社会的評価につながる

　ICT 導入で重要なのは、記録の質が向上するということです。記録は「訪問看護の要」ともいえます。訪問看護の技術や知識はもちろん重要ですが、目に見える形として記録に残すことは、訪問看護師の評価のみならず、ステーションの社会的評価にもつながります。ICT 化により看護記録や文書を整備することで、他職種や自治体との情報共有がスムーズになり、当ステーションへの信頼も高まります。訪問看護をまず評価をしてくれるのは利用者さんですが、経営者の視点から考えると、経営の安定化のためには他職種や自治体など「外部からの評価」が重要だと考えています。

　このように訪問看護記録は非常に重要ではありますが、記録に時間をかけすぎるのは本来の目的ではありません。スタッフにはパソコンやタブレットの前でデスクワークをしてもらうためにICT を導入しているわけではないことを繰り返し伝えています。訪問看護の記録の質を向上し、かつ記録時間を短縮して、ケアの質向上と業務の効率化につなげることがICT 化の最大の目的です。

　当ステーションは現在、訪問看護の経験者しか採用しておらず、スタッフはそれぞれ蓄積した知識・技術をもっています。スタッフには自分の経験をもとに訪問看護計画を立て、これまでの知識やスキルを生かしたケアを実践してもらいたい。また、文書の作成で残業が増えてしまうぐらいなら、ICT を活用して効率的に業務をすませて、早く帰ってプライベートに時間を取ってもらいたいと思います。

　利用者さんが自分の"城"である家で快適に安心して過ごすことを支えるのが訪問看護です。スタッフが訪問看護に専念する環境を整えるのはステーションの管理者の役割であり、ICT 化はそこに生かせるツールだと考えています。

時代の流れに乗って挑戦を

　医療や介護現場のICT 化が推進されるなか、将来の安定経営を考えると、やはり訪問看護ステーションのICT 化は必要です。時代の流れに乗らなければ組織として発展できず、ICT 導入費用以上のコストがかかってくることも考えられます。

　これからの訪問看護ステーションとして社会全体にアンテナを広げ、新しい技術を取り入れていきたいと思っています。

会社紹介　**看護のアイちゃん**／セントワークス株式会社

看護のアイちゃん
～命と生活を支えるプロでありたい～

訪問看護を強力にサポートする「7つの力」

訪問看護アセスメント・業務支援システム『看護のアイちゃん』は、以下の機能を備えています。

訪問記録作成：アセスメントフローチャート（監修：放送大学大学院　山内豊明教授）／問題領域／ケア項目（精神用あり）／創傷部位記録／リハビリ記録

訪問看護報告書／計画書／情報提供書

台帳：お客様台帳／スタッフ台帳／連携先台帳

フェイスシート／サマリー／終了記録

温度板、日報／月報

ファイル一覧：画像・データ保管　など

※これらの機能は、弊社の売上・入金・債権管理機能付き介護保険請求ソフト請求ソフト『Sui Sui Remon』と基本情報・実績が連動しています。

『看護のアイちゃん』はこれらの機能を発揮し、"7つの力"で訪問看護の現場の悩みを解決します。

①訪問看護報告書・訪問看護計画書の作成、フィジカルアセスメントの「アシスト力」
②スタッフ教育の「サポート力」
③スタッフ間の情報を取りもつ「姉御（あねご）力」
④看護の質の向上と標準化、残業時間の削減など「看護経営への貢献力」
⑤ナースの思考過程が残る「高い説明力」
⑥利用者カルテやパソコンの紛失・盗難による「情報漏洩からの守備力」

会社概要　｜　セントワークス株式会社

システムに関するデータ
基本機能：
訪問記録作成・報告書／計画書作成・画像データの保管など

導入までの手順：
お問い合わせ→訪問プレゼンテーション（無料）→契約のご連絡→契約書取り交わし→設定（5営業日）→導入

導入費用（税別）：
《『看護のアイちゃん』のみ》初期導入費用（設定・交通費・アセスメント講義含む）：3万円、月額利用料：2万円（パソコン台数・職員数などによる追加なし）
《『看護のアイちゃん』＋『Sui Sui Remon』（請求ソフト）セット割引》初期導入費用（設定・交通費・アセスメント講義含む）：13万円、月額利用料：3万円（パソコン台数・職員数等による追加なし）

導入実績：約400事業所

請求ソフトとの連携方法：
弊社ソフト『Sui Sui Remon』と基本情報（お客様・居宅介護支援・主治医情報）、実績連動あり。他社ソフトとの連動はないが、実績入力の元データ掃出しは可能。

社名・住所・URL
セントワークス株式会社
東京都中央区八丁堀2-9-1　RBM東八重洲ビル7F
https://www.saint-works.com/

問い合わせ先
営業部　広瀬純子（看護師）
TEL：03-5542-8094（代表）、03-5542-8073（直通）
080-9360-7858（携帯）FAX：03-5542-8137
junko.hirose@saint-care.com

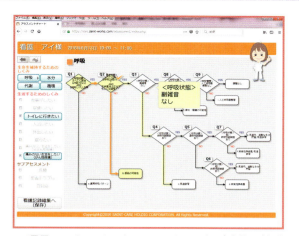

15項目のアセスメントフローチャート（監修：放送大学 山内豊明教授）を用いて、アセスメントを紐解きます。記録をしながら成長ができると大評判です！

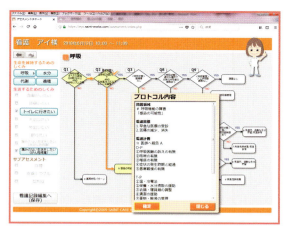

設問（ひし形）を YES・NO で進めていくと、標準的なケアプランが表示され、「訪問看護計画書」作成画面にも反映されます。計画書作成画面では、お客様にあわせた文言の編集も自由自在！

⑦クラウド管理による「災害時などのピンチにも動じない安心力」

導入の効果・メリット

『看護のアイちゃん』導入の一番のメリットは「ケアの質の向上」。目に見えにくく、かつ個別性の高いサービスだからこそ、アセスメントの標準化と可視化は必要不可欠です。業務の中で繰り返し使っていただくことで、思考を巡らし、より良いケアを提案できる力が備わります。また関連帳票へ情報を連動させることで、「業務の効率化」も図れ、クラウドシステム・iPad 対応により「多職種連携」にも効果を発揮します。

セキュリティ対策

クラウドシステムのため、ハード機種（パソコン・iPad 等）の中に個人情報を保存しません。また弊社はプライバシーマークも取得しております。

ICT 導入・活用へのアドバイス

訪問看護の記録や書類は、種類や枚数も多く、現場の方の大きな負担です。ICT を活用

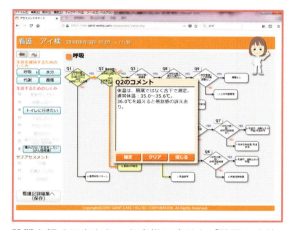

設問を解くにあたり、お客様に応じた「確認の方法」「普段の状態」「判断のルール」等をコメント欄に残すことができます。スタッフ様によって判断が変わってしまうお悩みも、これで解決です！

することで、「同じ情報を複数カ所に反映させる」というシステムにとって得意なこと（＝専門職が時間をかけるべきことではないこと）は、ソフトに振り分けることができます。また、<u>その空いた時間で看護のプロとして最重要である「アセスメント」を残すことで、活きた情報共有が可能となります。</u>

業務の効率化は重要ですが、なにを省くべきかを慎重にご検討ください。

導入事例　訪問看護ステーションかりん

「アセスメントの見える化」で安心をご自宅に

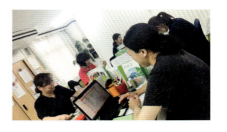

"考えることができる"記録ツール

2012年に訪問看護ステーションを開設する際、「記録」は懸案事項の一つでした。訪問看護師にとって記録はしなければならないものですが、できるだけ短時間で終わらせたいものでもあります。そこで、いくつかのソフト会社に依頼し、電子カルテのサンプルを見せていただきました。ちょうど診療報酬・介護報酬ダブル改定の時期であり、どのソフト会社も「より簡潔に」「より簡便に」を売りにしていました。そんな中、セントワークス株式会社の『看護のアイちゃん』（以下、『アイちゃん』）に出会いました。

『アイちゃん』は簡便であり簡潔ですが、手抜きができないソフトでした。例えば呼吸音を聴取し、その音を記録する際、「湿性ラ音」「狭窄音」などと記入していましたが、『アイちゃん』は副雑音と称し、その分類もされていました。その分類によってアセスメントが変わり、その日のケアが変わる。そんな当たり前のことを、『アイちゃん』は気づかせてくれました。

また同じソフトをスタッフ一同利用することで、共通言語が生まれることに気づきました。一言で看護師と言っても、背景はさまざまです。「モニター」と一言で言っても、産科出身者にとっては「CTGモニター」であり、循環器科や救命救急センター出身では「ECGモニター」を指します。訪問看護師は1人で利用者宅を訪ね、記録も訪問した看護師が記入します。しかし、自分の経験値だけで記録をしては間違いが起こりかねません。ですが『アイちゃん』であれば、記録の中に共通言語があり、アセスメントの際に勘違いしようがない。これは大きいと思いました。

ただ早く記録が終わればいい、ただ書けばいいと言うのであれば、電子カルテを導入する必要はなく、紙カルテで十分です。『アイちゃん』は考えることができる記録ツールでした。

信頼関係を構築し、利用者獲得につなげる

日々の記録の中にも『アイちゃん』はいろいろな工夫がありました。行ったケアはチェックをするだけで良い、フリー記録欄が報告書に反映できる、考えることはきちんと

施設概要（2018年6月現在）

- 所在地：鹿児島県鹿児島市
- 職員数：看護師7名
- 利用者数：65～70名/月
- 延べ訪問件数：500件/月
- 利用システム：セントワークス株式会社『看護のアイちゃん』
- 機器台数：スタッフ数＋パソコン1台＋タブレット1台
- 費用：4万3,200円（請求ソフト込み、台数制限なし）

ICT導入前の課題	ICT導入後の成果
・アセスメントの統一化ができていない	・アセスメント機能を利用することで、ステーションとして統一したアセスメントが可能となる
・リアルタイムでサマリー作成が難しい	・フェイスシートをきちんと書き込むことで、サマリー作成用紙に反映されるため、基本情報を書き込む必要がない。当日の状態も記録から反映できるため入院当日の早い段階でのサマリー作成が可能となった
・制度改正のたびに、記録用紙を変更しなくてはならない	・制度改正とともに、記録用紙も変更されているため、混乱がなくタイムロスがなくなった
・請求業務が煩雑である	・日々の記録時に、コード記載まで行えるため、請求作業の時間が大幅に短縮でき、ミスが減った

考えて自分の看護の振り返りをする、しかし簡潔な記録でいいところは時間短縮ができる……など。

アフターワークをいかに減らして、時間内に仕事を終わらせるかは、各ステーションの管理者が頭を抱えるところですが、それが『アイちゃん』ならできると思いました。

訪問看護の記録は算定要件に当てはまらなければなりません。管理者は診療報酬・介護報酬改定のたびに「この記録はどうすればいいのか？」「この算定要件を満たすために何を記録すればいいのか？」と頭を悩ませます。『アイちゃん』は改定があるたびに、記録用紙の設定変更が行われ、きちんと記入すれば減算の心配はありません。言い換えれば、それだけきちんと記入しなければ、算定をしてはいけないということです。記入するためには、利用者・家族をしっかり看てアセスメントしなければいけない、他事業所と連携を取らなければいけないということ。当たり前ですがとても大切なことを、ICT化をとおして日々の業務の中で無意識に行うことが

できます。それが信頼関係の構築に役立ち、次の利用者獲得につながっていると思われます。

ICTで「楽しい訪問看護」を

利用者やスタッフが増えると、スタッフ間の意思疎通が困難となることもあります。しかし、それによって利用者へのアセスメントやケアが途切れないようにしなければなりません。今後、当ステーションのあり方として、スタッフ全員に軽量パソコンと通信システムを支給し、現場に『アイちゃん』を持って行ってもらえるようにすることを計画しています。

夜間電話の当番時も、パソコンを持って帰れば、緊急の連絡があっても対応可能です。まだまだ『アイちゃん』は奥が深く、使いこなせればこんなに心強い味方はいないと思います。今後も成長していくであろう『アイちゃん』を使いこなして、楽しい訪問看護ライフを送っていきたいとスタッフ一同考えています。

会社紹介　エニフナース™　／東邦ホールディングス株式会社

「訪問看護師向け自動音声認識システム」を独自開発！

商品誕生の背景

『エニフナース™』は、弊社が独自開発した訪問看護師専用の音声認識システム「こえじ（声→字）」を活用して、訪問看護師の抱える日々の課題を解決し、「訪問看護師の働きやすさ」を支援するものです。開発のきっかけは、全国の訪問看護事業所へのアンケート等でわかった記録への大きな負担でした。多くの事業所では訪問看護記録を手書きで作成し、事業所に戻って再度パソコンへ入力しており、訪問看護報告書もパソコンで作成しています。その負担を解消しようとタブレットを導入しても、キーボード操作では手書きよりはるかに時間がかかり、専門用語の変換もできないため、外出中の入力には向いておらず、タブレットの導入が逆に負担になっていることがわかりました。

そこで多くの訪問看護師の方々に協力いただき、業務中の言葉のサンプリングや、実際の記録や報告書から、どのような文章・単語が使われるのかを分析し、訪問看護師専用の音声認識システム「こえじ」を開発しました。「こえじ」を使うことで記録書Ⅰ、計画書、記録書Ⅱ、報告書等を外出中に作成できるため、事業所に戻らなくても利用者の最新状況や請求に必要な記録内容を素早く共有することができます。これまでのタブレットではできなかったことが『エニフナース』で実現できるようになりました。

訪問看護師専用音声認識「こえじ（声→字）」のメリット

「右側臥位（みぎそくがい）」や「易感染性（いかんせんせい）」等の専門的な医療用語から「16Fr（ふれんち）」等の単位や、医薬品や

会社概要　｜　東邦ホールディングス株式会社

システムに関するデータ
基本の機能：
訪問看護記録書Ⅰ・Ⅱ・訪問看護計画書・訪問看護報告書を音声入力でタブレットやPCで作成可能。
導入までの期間：
お申し込み後、タブレットの初期設定に1カ月ほどいただきます。
導入費用：
初期費用0円、端末1台月額9,000円（端末・ケース・通信料・各アプリ使用料込み）
導入実績： 55法人264台（2019年1月現在）
請求ソフトとの連携方法：
訪問看護記録書Ⅱを作成すると、訪問日時やサービスコード等を一覧にした実績ファイルの出力ができます。そのデータと現在請求システムに入力されているデータを確認照合することも可能。緊急訪問のチェックも出力対応

住所・URL
東京都千代田区丸の内1-9-2　グラントウキョウサウスタワー13F
http://www.tohoyk.co.jp/ja/products/enifnurse/

問い合わせ先
エニフナースヘルプデスク
TEL：050-3383-3836
E-mail：enif-nurse@so.tohoyk.co.jp
（平日月～金9：00～18：00）

【音声入力画面】

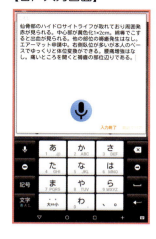

キーボードが表示された部分では、どのアプリでも訪問看護師専用の音声認識辞書が使用できます

【褥瘡評価の画面】

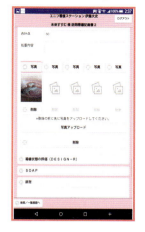

「DESIGN-R」による評価・記録・経過確認が可能です。重度評価の場合、背景がピンクになり一目で優先ポイントが確認でき、また、創部の状態も大きな写真で確認できます。
　記録した内容は即時、管理者や他のスタッフと共有でき、写真を含めた詳細な情報を基に相談ができます

　医療材料、疾病の名称などを、変換の煩わしさがなくスムーズに入力することができます。訪問看護は病院と比べて、看護ケアに関して個別性がより高いことから、看護記録だけでなく、観察力やケアの仕方まで新人とベテランとの差が開いてしまうのではないかという懸念もあります。「こえじ」を使うと、観察してきたこと、行ったケアについて、利用者の個別性を踏まえて詳細に記録ができ、看護計画に沿って記録できる仕組みを設けるなど、記録を通して看護ケアの質の確保につながるよう配慮しました。

訪問看護師の皆さまの声から生まれた多彩な機能

　訪問看護計画書を作成すると、その問題点を記録書Ⅱに転記できるため、問題点に沿って記録を作成することができます。また、利用者ごとに写真やPDFファイルを100枚保存できる「アルバム」を用意しているため、訪問看護指示書や薬剤情報提供文書、利用者宅の情報などを保存しておくことができ、情報の一元管理が可能になっています。褥瘡の評価は、DESIGN-Rで評価をすると重症度のスコアを自動算出し、部位ごとに評価の推移を時系列で確認できます。また、報告書は訪問先の空いた時間で作成することができ、記録書Ⅱのバイタルサインの集計や実施項目を報告書に転記させることもできます。

看護業務をサポートするアプリ

　『エニフナース』にはさまざまなアプリケーションを搭載し、端末1つで日常の業務を支障なく行うことができます。

①情報共有「ENIFTALK（えにふとーく）」

　『エニフナース』の端末や事業所のパソコンとの間でセキュリティを確保したグループトークができ、相談・連絡・指示や写真等をリアルタイムで共有することができます。

②薬剤検索「くすりのしおり」

　錠剤に印刷・刻印された英数字から薬の名前や副作用の情報、添付文書が検索できます。訪問先で一包化されてしまった薬剤を検索する際にも活用可能です。

③情報提供アプリ

　弊社の管理栄養士チームが作成した栄養に関する情報や医療業界のトピックスが随時配信され、移動途中のわずかな時間で確認、情報収集できます。

導入事例　医療法人社団苑田会　そのだ訪問看護ステーション

「ICT」と共に成長してきたわがステーション

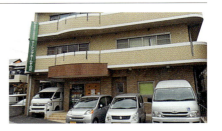

ICT 導入前のステーションの状況

　2014年7月1日に看護師3人で立ち上げたステーションで、緊急PHSはしばらく所長1人が持ち、もちろん記録も手書きで複写を利用者控えとしていました。

　ステーションの特徴としては創傷ケアを得意とし、末期患者でも積極的に受け入れしてきました。3人とも臨床経験豊富な看護師で、アセスメント能力に長けていたため、「断らない」「すぐ受ける」をモットーに活動を推進してきました。将来のビジョンとしては機能強化型訪問看護ステーションの取得を目指し、地域に貢献していきたいと考えていました。

　ICT導入前から、職員間では「タブレットをもってサクサクっといきたいね」と話していました。手書きの記録は①字が汚い、読みにくい、②小さい、複写の字が薄い、③時間がかかる、④間違えるたびに紙が無駄、⑤専門用語や略語を使用しがち、等の問題が挙がっていました。特に⑤は利用者控えとなるため利用者からもわかりにくいなどの苦情が出ていました。また、事業所に戻って記録することもあり、当時の時間外勤務は1人平均15～6時間/月でした。

音声入力に興味をもち、導入へ

　当初はレセコンのタブレットがリリースされる予定で、その導入を考えていましたが、それよりも先にエニフナースのモニター依頼があり、訪問看護師用の音声入力に興味を持ったため受けることにしました。

　ところが音声入力は「恥ずかしい」と手入力することも多く、特に大変だったのが中高年職員の入力や出力への戸惑いでした。若い職員はスマホ慣れしていてすぐに使いこなせますが、中高年職員はPCやタブレットに対し「拒否にも近い反応」を示し、なかなか取り組んでもらえず、仕方なく手書きとの両方を使っていましたが、かえって不経済でした。そのうちシステムの改善も進み、「こえじ®」の認識率もかなりよくなり、使う職員も増えて5人になりました。

　そこで、2017年7月より思い切って全面的にICT移行を決意し、その際もエニフナースを含め付属アプリを「すべて使う」もしくは「すべてやめる」かの選択を職員で話し合い、移行に踏み切りました。それに伴い次の

施設概要（2018年11月現在）
所　在　地：東京都足立区
職　員　数：13名（看護師11名、理学療法士1名、事務1名）
利 用 者 数：約130名
延べ訪問件数：月間約900～1000件
導入システム：『エニフナース™』（東邦ホールディングス株式会社）
利用している機能：PC機能、モバイル機能
使 用 端 末：パソコン2台、スマホ・タブレット10台

88　4章　ICTシステムガイド／訪問看護ステーション導入事例

ICT 導入前の課題	ICT 導入後の成果
・字が汚く読みにくい、小さく複写の字が薄い	・印字で読みやすくなった
・時間がかかるうえ、間違うたび紙が無駄に。専門用語や略語が多く、利用者より苦情	・空き時間に入力でき、紙へ記入しないので間違っても修正可能
・記入のため時間外勤務で対応していた	・時間外勤務時間が大幅に抑えられ、申し送り等も手早く済むようになった

ような問題があがりました。

- **印刷が業務終了間際に集中しPCが混み合う事態が発生**：PCは何台使っても費用は発生しないので、事業所すべてのPCにエニフナースをダウンロードしました。
- **報告書や計画書の送付先の打ち込みミスの発生**：打ち込む際に選択できるようにしました。
- 2018年度診療報酬・介護報酬改定に伴う変更事項への対応

その都度調整を図りながら利用しています。ICTへの移行当初、時間外勤務の増加も考えられましたが、さほど目立って増えることもなく、2018年6月現在、職員の時間外勤務申請は10時間/月以内で抑えられています。何より見やすくわかりやすくなったことで情報がとりやすくなりました。

便利なアプリ機能

付属するアプリ機能の便利さも欠かせないツールとして活用しているので紹介します。

- 『エニフトーク』：情報の共有に欠かせません。例えば褥瘡のケアに入り、週に1度、瘡の評価をします。指示通りで済む場合はいいですが、悪化していたり、新たにスキンケアなどができていて対処に困ったときは、『エニフトーク』上で写真の共有をして処置内容を検討します。いつもと違う傷、転倒などでできたあざの経過写真、薬の残量などそのまま画像で残します。また、情報はタイムリーに載せられるので申し送りなどの確認事項は『エニフトーク』で完結し、朝の申し送りは10分ほどで済むため、サービスの開始が朝9時から対応可能となりました。保険証、薬剤情報、検査結果など写真で撮って事務所でプリントアウトできるので、情報のやりとりがとても迅速になりました。
- くすりのしおり：服薬管理の際に活躍します。
- e健康ショップ：介護用品や食事などの提案が直接できます。

このほか、病院検索・電卓・スケジュール帳・アラーム時計・テレビなども使えるため便利です。

2018年6月現在、職員数は12人となり、機能強化型訪問看護ステーションIIの届出を済ませました。月訪問件数も伸びていますが、有給休暇取得や直行直帰が可能となり、時間外は増えていません。そのことも職員定着につながっているのではないかと考えます。

会社紹介 CoCoNurse／株式会社日本ケアコミュニケーションズ

医療・介護両方の請求処理が可能 クラウドサービスで訪問看護業務を支援

『CoCoNurse』とは

　訪問看護ステーションの現場を第一に考えて作られたソフト、それが『CoCoNurse』（ココナース）です。

　2012年より提供を開始したココナースは、訪問看護ステーションで単に使いやすいソフトというだけではなく、当初よりクラウド型のサービスとして利用いただいています。

　介護保険と医療保険の両方の請求処理に対応しており、計画書から訪問予定管理・看護記録・報告まで多様な業務への対応も一つのソフトで完結することができます。

　また、実績の登録内容からレセプトが自動で生成されるので、請求業務の際に改めて入力するなどの手間を省くことができます。事業所に帳票類の用意がなくても訪問看護計画書、訪問看護記録書Ⅰ・Ⅱ、訪問看護報告書、訪問看護指示書など多数の帳票フォーマットを標準搭載しており、レセプト伝送についても国保連伝送ソフトの「ケアネットメッセンジャー」を内包しているため、オールインワンで完結します。

クラウドサービスによるメリット

　パソコンにインストールするタイプではないため、インターネットに接続できる環境であればどんな場所でも利用できるという点もさることながら、重要な利用者様の個人情報を守る万全のセキュリティ体制でサービスをご提供しています。

　また、ココナースを利用することによって、事業所においては以下のメリットを挙げることができます。

①タブレット対応のため、外出・訪問先での看護記録の入力作業が可能
②外出・訪問先での入力作業ができるため直行直帰が可能
③紙書類の削減や業務効率改善で残業を減らすことが可能

会社概要 ｜ 株式会社日本ケアコミュニケーションズ

システムに関するデータ
基本の機能：
訪問看護ステーション向け業務支援ソフト（請求・給付・記録）
導入までの期間： 申込みから約1週間
導入費用（初期費用・利用料）：
初期5万円、月額1万円（2ID目よりそれぞれ半額）
導入実績（ステーション数）： 約500事業所（約1700ID）
請求ソフトとの連携方法：
国保連伝送ソフト「ケアネットメッセンジャー」を内包

住所・URL
東京都中央区日本橋大伝馬町 14-17
https://www.care-com.co.jp/

問い合わせ先
サービス内容・契約に関して：
　営業部（代表電話） 03-3662-3490
メールアドレス（代表）：
　info_ncc@care-com.co.jp

【レセプト】

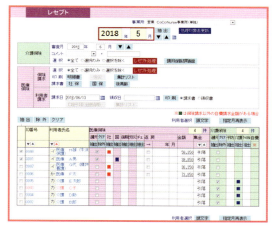

レセプト画面では、医療保険/介護保険、社保/国保、後期高齢者なのか等、利用者様の属性が一目瞭然

【訪問実績】

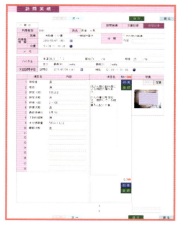

タップするだけで入力できるので外出先でも簡単に入力できます

【請求書・領収書】

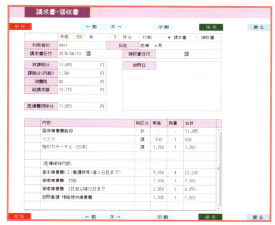

請求書・領収書の発行はもちろん、全銀協やゆうちょ銀行の引落に利用するファイルの作成にも対応

④1件の訪問あたりに係る事務作業の効率改善で訪問件数を増やすことが可能

　これらメリットの一つひとつが、導入事業所の収益改善に確実に貢献します。

　さらに、弊社別サービスの『キャンビルネオ』（全介護サービスに完全対応のクラウド型介護請求・業務支援サービス）を導入し、居宅介護支援事業所と連携することで、利用者基本情報・主治医・関係機関情報の共有が可能になり、ワンクリックでケアプランの取り込み、実績の取り込みが可能となり、入力業務が大幅に削減可能となります。

＊＊＊

　ココナースはバージョンアップ料無料で制度改正に完全対応。ヘルプデスクの利用も無料で、サポートの応答率も95％以上の水準をキープ。訪問看護ステーションの運営には欠かせないソフトをめざし、ユーザ様・利用者様と共にココナースはこれからも歩んでいきます。

導入事例　訪問看護ステーションけあっぐ

小規模の事業所だからこそICT導入でコスト削減

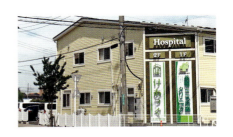

ICT導入の経緯

　以前までは、訪問時・訪問先での記録を手書きの簡単なメモを取るような形で記録し、それを事務所に戻ってきてから『CoCoNurse』（以下、ココナース）に改めてパソコンから入力することで訪問看護記録の作成を行ってきました。

　ココナース採用の理由としては、まず、医療と介護の両方に対応していることが挙げられます。そして、当事業所が特化している精神疾患の訪問看護に適合していることと、<u>請求も記録も対応するオールインワンのパッケージのため、当事業所のような小規模の事業所で導入後の運用フロー策定などの手間がかからないこと</u>が挙げられます。

　ICTについては、初期導入時の費用的なコストと、IT機器の操作に慣れるまで時間がかかりそうであることが、全体としてコスト削減につながるかどうかという点に懸念はありました。

入力作業の効率化や記録のフォーマットの統一へ

　機器の操作に不安がありつつも、実際にココナース＋タブレット端末の組み合わせという形で導入を行ったところ、<u>利用者宅での手書きメモ作成にかかる時間がゼロになり、事務所に戻ってからの入力作業時間についてもほぼゼロになるという効果がありました</u>。これまで手書きメモのフォーマットも統一されていなかったことから、<u>それらの様式を統一するという観点からも、業務改善の効果があった</u>と考えています。

看護の質の向上にも効果を期待

　「現場でのメモ＋事務所での作業」が「現場での入力」だけになることによる物理的な時間の短縮もさることながら、「事務所に戻った後の時間を気にせず、他の業務に影響を受けつつパソコンで入力作業をする」という状況から、「次の訪問先までの時間内に、現場で（タブレットを使い）入力作業を終わらせてしまう」という状況になり、<u>自然と集中力を維持した状態で業務を行うことができて</u>います。

施設概要（2018年6月現在）

- 所在地：埼玉県吉川市
- 職員数：看護師4名
- 利用者数：約90名
- 事業内容：精神科訪問看護　URL：http://careg-hd.com/
- 利用システム：日本ケアコミュニケーションズ CoCoNurse（クラウド型訪問看護業務支援システム）
- 機器台数：パソコン4台（執務室用）、タブレット端末2台（執務室外利用・iPad）
- 利用している機能：訪問看護記録書Ⅱの入力・参照、訪問看護計画書の作成、報告書等の作成・参照
- 費用：CoCoNurse 2 ID：初期7万5,000円、月額1万5,000円、タブレット端末（iPad）

ICT導入前の課題	ICT導入後の効果
・訪問先での記録業務をいったんメモ等の紙媒体に記録していた。そのメモを元に、正式な看護記録を事務所で作成するという2段階の手間が発生していた	・訪問先でICTシステム（CoCoNurse/タブレット端末）を用い、その場で記録として入力作業を行うことが可能になった ・手書きメモ作成作業がほぼゼロになった。移動途中やオフィスでの看護記録作成作業もほぼゼロになった

　これは職員の残業時間を減らすことに直結し、職員にとっては長時間労働抑止の効果があり、事業所にとっては訪問件数増加の可能性を生み出すという効果がありました。小規模の事業所で職員の待遇改善の可能性と、この＋1件の可能性は非常に大きいものとなります。

　また、訪問時の入力作業のためにタブレット端末を携帯することで、過去のデータや画像情報を簡単に手元で表示して、データに基づいた利用者様とのコミュニケーションを図りつつ、適切かつ効果的な看護を行うことができます。

　これまでになかった手段を得たことで、看護の質の向上にも効果を発揮できると手応えを感じています。

[ICT導入の際に気を付けたポイント]

　初期のICT導入の対象となるスタッフを、比較的IT機器に興味がある・操作がある程度達者で抵抗感がないメンバーから選出することから始めました。同時にICT導入のメリットを分かりやすく丁寧に伝え、ICTの導入の対象となっていないスタッフにも参画意識がゆるやかに伝播するよう、ICT導入の対象となったスタッフの役割の一つとして意識してもらうよう配慮しました。

　また、IT機器への抵抗感があるスタッフについては、部分的にでもスタッフ間の連絡や報告に電子メールを利用してもらうなど、全面的なICTの導入に向けた下地づくりを徐々に実施しています。

　ICTを使用するスタッフ側の問題が解決し、全面的な導入となる段階では、ICT導入で得られるメリットと、機器購入のコストや通信費などの運用コストなどを改めて見比べて、正確な判断をする必要があると感じています。

会社紹介 | **Smile One シリーズ**／株式会社プラスワン

使いやすさを追求し、音声入力にも対応した訪問看護システムの決定版

個々のニーズに合わせた柔軟な機能

介護保険業務支援システム『Smile One』は、ユーザーごとに記録したい項目や把握したい情報などの登録や変更等が可能な柔軟なシステムとなっております。経験豊富なインストラクターが、導入時に現在の事業所での運用状態、お困りの点等ヒアリングを行い、今までの紙記録からの脱却がスムーズに行えるようにお手伝いさせていただきます。

このシステムはパソコンが苦手なスタッフも安心して使うことができます。音声入力対応などやタブレット直感的に操作できるように作られています。訪問先で入力した記録はレセプトや報告書等にも反映されますので、データ入力の二度手間を省くことができ、業務の効率化を図ることができます。

「ファイル管理」で情報共有を効率化

訪問先で利用者の状態やさまざまな情報を写真に撮り、そのままの情報をリアルタイムで紐づけてファイル管理できるので、スタッフ間の情報共有に役立ちます。ユーザー様ごとに紐づけたい項目タイトルを設定することも可能。エクセルやPDF等の必要書類をまとめてファイル管理することで、スタッフ間の情報共有に役立ちます。

「レスポンシブ対応」で端末コストを削減

レスポンシブ対応とはパソコン、タブレット、スマートフォンなど、異なる画面サイズの幅を基準に見やすく柔軟に調整して最適に表示することを指します。

会社概要 ｜ 株式会社プラスワン

システムに関するデータ
基本の機能：
SmileOne 訪問看護システム（スマイルワン）：
台帳管理・個別帳票（フェイスシート・看護記録・計画書・報告書・指示書・褥瘡計画書など）・スケジュール管理・介護・医療保険請求・利用者請求（入金管理）・代金回収への連動・各種統計
SmileWeb＋（スマイルウェブプラス）：
利用者情報・フェイスシート・伝言機能・申し送り機能・ファイル管理（写真・PDF・Excel等）・報告書・計画書・情報提供書・褥瘡計画書
導入までの期間： 2週間
導入費用：
約1万2,000円〜（SmileWeb＋についてはID数により変動がございますのでご相談ください）
導入実績： 1,500事業所以上
請求ソフトとの連携方法：
請求ソフトは別途ご用意の必要はございません
住所・URL
本社：広島県広島市西区大宮2丁目1-11
東京営業所：東京都大田区大森本町2丁目31-12-402
https://plus1jp.com/

問い合わせ先
TEL：082-509-5055（本社）
　　　03-5753-7171（東京）
E-mail：info@plus1jp.com

【看護記録入力】

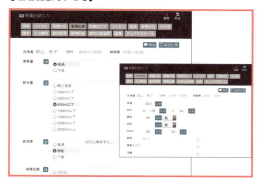

【伝言一覧】

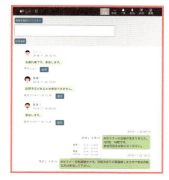

基本操作はタップするだけの選択入力。前回引用機能、訪問予定データ参照機能で入力時間を削減します。モバイル端末からの音声入力にも対応

スタッフ間で気軽に、スピーディに情報交換を行える、会話形式の伝言機能を搭載。グループ設定機能により、特定スタッフグループへの配信がスムーズに行えます。個人単位での既読/未読機能により、伝言漏れの心配なく安心してご利用いただけます

　レスポンシブ対応入力オプション『SmileWeb＋』はパソコン、タブレット、スマートフォンなどのマルチデバイスに対応。画面サイズごとに最適なレイアウトで訪問看護システムを快適にご利用いただけます。

　『SmileWeb＋』を活用すれば訪問先からいつでも記録入力ができます。異なるサイズの画面でも柔軟に対応できる「レスポンシブ対応」でスマートフォンやタブレット等、使用できるデバイスが豊富ですので、端末コストの削減にもつながります。

　また、基本操作はタッチパネルで項目をタップするだけで、前回引用機能や『SmileOne』管理システムからの予定も反映することができ、記録入力の時間短縮につながります。訪問先や移動の合間に記録入力することもできるので、事務所に帰ってからのデスクワークは大幅に削減でき、訪問スタッフの負担も軽くなります。

　緊急時の訪問対応にも配慮しており、普段担当していない利用者様の必要な情報を素早く閲覧・確認したり、マップ機能搭載により初めての場所でも迷うことなく訪問すること

ができます。

「伝言機能」での確実な伝達を実現

　スタッフ間で気軽にスピーディに情報交換を行える、会話形式の伝言機能を搭載しています。宛先指定の手間を削減するためにグループ設定の作成も可能です。

　また、配信した伝言を確実に読んでいただくために、送信された対象スタッフが読んでいるかを確認できるよう、未読／既読で表示される仕様となっており、リアルタイムに確認できるので伝言漏れの心配なく、安心して使っていただけます。

セキュリティ対策で不正利用を防止

　システムを使用する際にはIDおよびパスワードを利用してログインします。

　事業所外から使用できる『Smile Web＋』に関しては、すべての通信が暗号化され、操作はログとして記録されます。また、「ファイル管理機能」で共有されるファイルについては、設定によりファイルの取得（ダウンロード）を不可とし、不正利用を防止します。

95

導入事例　一般社団法人横浜市都筑区医師会　都筑区医師会訪問看護ステーション

タイムリーな情報収集と事業所間の情報共有を実現

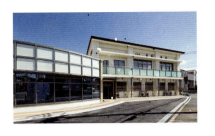

［ICT化への伏線と当時の問題点］

　当訪問看護ステーションは、1996年に開設しました。二代目の管理者が就任して2年が経過した2009年頃から、**管理者として実現したい目標の一つにカルテの電子化を掲げていました**。

　その理由の一つは、当時から医療依存度の高い利用者が多いため緊急コールが多く、オンコール担当者はいつも利用者情報ファイルを携帯していましたが、利用者200人分のファイルは重すぎ、利用者情報がタイムリーに更新されていないことが問題となっていたことです。また、併設していた訪問介護事業・居宅支援事業・福祉用具事業は、共通の利用者が多いにもかかわらず、基本情報は別々に管理されており、効率が悪く改善の必要を感じていました。

施設概要（2018年6月現在）	
設置主体	横浜市都筑区医師会在宅事業部門（訪問看護、訪問介護、定期巡回随時対応型訪問介護・夜間対応型訪問介護、看護小規模多機能型居宅介護、居宅介護支援、福祉用具の6事業所）
所在地	横浜市都筑区
職員数	看護師16名、理学療法士2名、作業療法士2名、事務3名
利用者数	185名（介護保険99名・医療保険88名）
延べ訪問件数	1149件/月（介護保険558件・医療保険591件）
利用システム	『SmileOne訪問看護システム（スマイルワン）』『SmileWeb＋（スマイルウェブプラス）』（プラスワン）

［ICT導入までの流れ］

　記録の電子化に向けて探した業務システムの条件は、**訪問看護だけでなく、法人内の4事業所全部に対応でき、事業所間での利用者情報が共有できること**でした。しかし現実は、4つの業務システムがそろっていない、事業所間で利用者の情報共有ができない、また、意見を伝えても改善が期待できそうにないなど、条件に合った業務システムを見つけることは困難でした。

　そんな折、2012年頃に当時使用していた業務システムの業者から、訪問看護の業務システムをICT化するための開発に向けて協力を求められました。すぐに承諾し、まずは訪問看護から、次に訪問介護へのICT導入を目指すことを決めました。決断した理由は、すでに使用している4事業所のシステムがあり、事務員の負担や抵抗感が少なかったこと、関係性ができていたこと、新規に導入するよりはコスト削減となり、開発に協力することで意見が反映される等々、導入を躊躇する理由は何一つありませんでした。

　実際の導入に至るまでには、当法人が2016年に定期巡回・随時対応型訪問介護看護・夜間対応型訪問介護、2018年に看護小規模多機能型居宅介護と新規事業の拡大をしたため、それに伴い新たなシステム開発も必要

ICT導入前の課題	ICT導入後の成果
・緊急コール対応時に利用者情報をタイムリーに見ることができるようにしたい ・法人内の事業所間で共通利用者の情報共有方法の無駄を削減し効率化したい ・終了カルテ保管場所の確保が困難 ・多職種との連携を効率化するためにICTの環境を整えたい	・緊急コール対応時に利用者情報をタイムリーに確認することが容易になった ・法人内の事業所間で共通利用者の基本情報が一括管理できるようになった ・利用者カルテの紙の記録が減った ・映像の撮影と保存が簡易になり、同職種・多職種間でも状況の確認がしやすくなった ・医療介護連携において、記録閲覧シートの活用や記録をコピーし貼り付けることにより簡易になった ・管理者等が、公休日に訪問の状況確認等がしやすくなった ・年末年始などの長期休暇の際は、申し送り機能を利用することにより、伝えたい情報が確実に伝わるようになった ・その後の事業所の新たな事業展開にもスムーズに対応できた

となり時間を要しましたが、株式会社プラスワンとの協働により、ICT化を実現することができました。

導入に向けて有効だったこと

①職員との合意形成

導入にあたり、まず職員との合意形成を行いました。ほとんどの役職者がICT化の必要性を感じていなかったため、まずはプロジェクト会議を立ち上げ、各事業所の管理者、主任、リーダーなどの役職と事務員10人でICT化の目的の共有を行うことからスタートしました。プロジェクト会議においてプロジェクトリーダーが本気で実現したいと考えていることを伝え、また、ICT化をとおして今後の事業所のあり方などを役職者が各自考える機会を持つことができたことは、その後の作業工程において現場主導の動きにつながったと考えています。

②事業所の意見を反映させたシステム開発

プロジェクト会議は通算10回開催しましたが、その間にもシステムに反映してほしい項目等の意見を出し合い、開発会社側から提案された内容を再検討するなど、各事業所内や事業所間、または開発会社と事業所とで話し合いを重ねました。こうした工程を重ねることで私たち事業所の意見を明確にでき、記録の項目、事業所間で情報共有できる伝言機能、個々の利用者の申し送り機能など、システムに反映してもらうことができました。

③医師会理事（経営者）の理解を得ること

経営者に理解を得るためには、経費の問題は重要でした。そのため、2009年から毎年「電子システム構築準備積立金」を特別資産取得支出として積み立てました。医師会理事からはランニングコスト等について多少の指摘を受けましたが、社会の流れとしてのICT化への理解と承認を得ることができました。

実際には、2014年時の記録の電子化は、既存の業務システム会社との開発協力や補助金を活用することでコスト削減を図ることができました。

ICT導入・活用に向けたアドバイス

ICT導入は管理者ひとりで奮闘せず、内部で賛同者を得ることが、導入の流れを円滑にできるのではないかと思います。また、導入するシステム業者と良好な連携が可能か否の見極めも重要なポイントだと思います。

会社紹介　**訪問看護ステーション業務ソフト**／株式会社ライフウェア

簡単操作・高機能なシステムで訪問看護のさまざまなシーンに対応

医療保険・介護保険に完全対応

『訪問看護ステーション業務ソフト』は、訪問看護ステーションにおける医療保険と介護保険に基づく訪問看護に対応しており、利用者情報の管理、訪問実績管理から報酬請求処理さらに各種報告書の作成を行うことができます。

訪問看護ステーション内やサテライト事業所では、パソコンを中心として効果的に利用できます。夜間緊急対応の場面ではタブレットが効果的です。訪問先ではスマートフォンで利用者や主治医等の情報を容易に参照できるほか、看護記録も簡単に行うことができます。地図ナビゲーション機能や音声入力による情報入力も可能です。

業務のすべてを簡単操作で実施

利用者情報は日々リアルタイムにチェックする機能が完備されています。指示書期間切れや保険証の不備などを親切にお知らせする機能が効果的です。**利用者管理、訪問実績管理、文書管理からレセプト処理まで訪問看護ステーション業務のすべてを簡単操作で行うことができます。**

安全性に優れたシステム

ステーションの外からのパソコンやタブレットによる接続は、マイクロソフト社のリモートデスクトップ技術により高信頼・高セキュリティに行われます。接続はVPN（仮想専用線）接続で行うために、さらに安全性に優れたシステムとなっています。

＊＊＊

本ソフトは小規模事業所から大規模事業所まで、システムを柔軟に拡張することができます。また、**パソコン・タブレット・スマートフォンとさまざまなIT機器を訪問看護の**

会社概要　｜　株式会社ライフウェア

システムに関するデータ
基本の機能：
・医療保険・介護保険両方の請求（レセプト）処理に完全対応
・各種文書類を容易に作成（計画書、訪問報告書、情報提供書等）
・看護記録の電子化機能（記録項目のカスタマイズが可能）
・厚労省指定統計対応　・難病・小児・精神科各種公費制度に対応
導入までの期間： 受注から2週間程度
導入費用：
1) パッケージソフト本体　月額利用料1万2,000円より（システム構成により異なります）、2) スマートフォン・タブレット用ライセンス　月額利用料2,000円（1ユーザー単価）
※端末台数により異なります
導入実績： 全国の医療法人、医師会、NPO、民間
請求ソフトとの連携方法：
請求ソフトとの連携方法：請求処理パッケージソフトとクラウド連携
住所・URL
東京都新宿区新宿2-15-24 成田ビル5F
http://www.lifeware-net.co.jp

問い合わせ先
TEL：03-6457-8798（営業部　水落）
E-mail：mizuochi@lifeware-net.co.jp

【訪問看護報告書　画面】

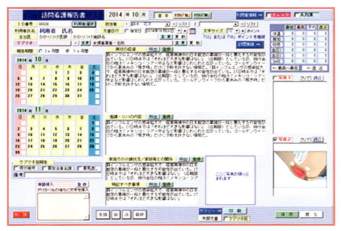

報告書ではバイタル情報の計算機能、写真添付機能が利用できます。主治医あての他に居宅介護支援事業所等宛の印刷も可能です

【スマートフォン操作画面】

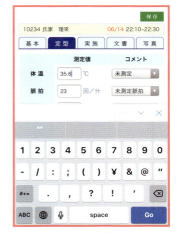

スマートフォン画面に最適なユーザインターフェイスにより高いシステム操作性を実現します

【ナビゲーション画面】

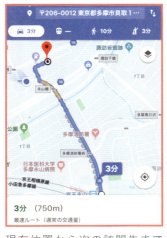

現在位置から次の訪問先までのナビゲーションを行うことができます

【訪問看護記録Ⅱ（実施項目）】

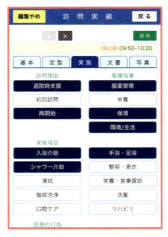

従来の手書き記録の項目をスマートフォンの画面に展開することができます

【写真添付機能】

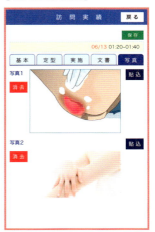

訪問先等で撮影した写真を看護記録と連動して管理することができます

<u>さまざまなシーンに対応して利用することができます。</u>

パソコンを中心とした業務運用からタブレット・スマホを中心とした運用まで、事業所のIT化の進捗に合わせて最適なシステムをご提案いたします。

99

導入事例　訪問看護ステーションフレンズ

多様化する訪問看護の質の向上をICT導入により実現

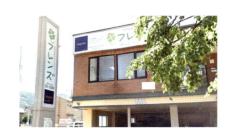

当ステーションの取り組み

当ステーションは2006年6月2日にオープンしました。開設当初は2.5人でスタート、患者登録25人で、緊急時も対応して走り回りました。その後スタッフも増えて利用者層も多様化し、現在ではスタッフ15人（変則2交代制勤務）、利用者登録は95人（うち介護保険50人、医療保険45人）となりました。訪問地域は函館市、北斗市、七飯町、木古内町、福島町、松前町と片道100kmは軽く超えています。

利用者のなかには、医療的ケア児が10人程度いるため、セカンドサービスとして、函館市、北斗市、七飯町の日中一時支援事業の指定を受けて預かりも行っています。さらに、道南圏域での腹膜透析（PD）患者のアシストにも率先して取り組んでいます。在宅での治療の一つであるPD療法に対して、訪問看護によるアシストは欠かせません。現在は函館市内の9カ所の訪問看護ステーションが取り組んでいます。

がん性、非がん性の在宅看取りも行っています。在宅褥瘡指導管理者の認定を受け、さらに道南のWOCとともにスキンケアに対する研さんを積み、摂食・嚥下に対するエコーを用いての観察も行い、誤嚥の早期発見にも努めています。

ICT導入の経緯と効果

前述のような<u>広範囲な地域を回り、さらに複雑多様な利用者に対応していくためには、スタッフの事務的労働の軽減に努め、労務簡易化が大切と考え、ICTを導入しました。</u>iPadを用いてどこでも記録ができ、計画・報告書の変更も可能、さらに日々の経過も見ることができるので、ケアの統一が容易になりました。<u>スタッフの記録物に対するストレスが軽減されると、仕事が楽しくできるようになりました。</u>これからもソフトの中身が進化することで、私たちの記録の効率も上がるものと考えています。

なお、2018年7月より、ライフウェア『訪問看護ステーション業務ソフト』では訪問実績入力および看護記録をスマートフォンで行うサービスが始まり、さっそく同システムの

施設概要（2018年11月現在）

開設法人：株式会社トラントユイット
所在地：北海道函館市
職員数：15名
利用者数：95名（介護保険55名、医療保険50名）
延べ訪問件数：月間約1500件
利用システム：『訪問看護ステーション業務ソフト』（株式会社ライフウェア）
利用している機能：利用者管理、訪問実績管理、レセプト処理、報告書・計画書等の文書管理、看護記録　他
使用端末：パソコン8台、タブレットおよびスマートフォン16台

ICT 導入前の課題	ICT 導入後の成果
・夜間や緊急対応時に必要となる利用者の情報の取得が困難 ・訪問実績の入力もステーション内のパソコンから行っていた。訪問先および移動中に効果的に実施したい ・看護記録の情報共有化および情報の利活用の効率化に問題がある	・利用者情報や看護記録の情報共有化が進み、特に緊急時対応および訪問先での情報取得を容易に実現 ・タブレット導入により訪問実績等の入力業務の効率化が実現 ・事務的労働が軽減

利用を開始しました。従来の業務ソフトの各機能とスマートフォンが有する電話・メール・地図等の基本機能が効果的に連携するようになっており、スムーズに業務で使用することができました。

ICT 導入のポイント

①ステーションの進展に合わせたシステム拡張

当ステーションのICT導入については開設当初はパソコン1台での運用でした。**システムの選定要件として、完成度の高いレセプト業務が容易に実現できること、報告書・計画書等の文書管理機能、さらに将来に向けてのシステム拡張性を重要視しました。**レセプト処理については利用者情報のチェック機能やレセプト処理結果の警告機能など、保険制度等の複雑な知識を必要としないソフトであることが重要と思われます。

ステーションの開設から2年程度経過した段階でスタッフも増えたこともあり、報告者や計画書の文書作成を効率よく進めるためパソコンを複数台で運用することにしました。

このように、**ステーションの進展に合わせてシステムの拡張を柔軟に行えるシステムを選定される**ことが、コストパフォーマンスの観点からも重要と思われます。

②カルテ電子化のステップ

カルテについては、ステーション開設当初は手書きでスタートいたしました。カルテの電子化についてはスタッフの間にも意識のばらつきがあり、ステーションの進展とともに検討していくことにしました。

報告書・計画書の電子化が加速した段階で次に検討したのが、手書きカルテから脱却でした。電子カルテの機能はソフトには当初から装備されていましたが、「手書きカルテの内容をできるだけ継続することを基本としたい」ことを開発会社に相談したところ、手書きカルテの様式ほぼそのまま電子化可能であることの回答がありました。カルテの様式はステーションとして蓄積したノウハウの一端であることから、手書きカルテをスムーズに電子化できたことは重要なことと考えています。

会社紹介 医療・介護連携サービス MeLL+／株式会社ワイズマン

医療と介護の情報共有と多職種コミュニケーションを支援

「情報共有支援」と「コミュニケーション支援」が2つの柱

『医療・介護連携サービス MeLL+（メルタス）』は、医療と介護の両方を提供する法人内の施設や事業所間で多職種連携をサポートする『MeLL+professional（プロフェッショナル）』、自治体や医師会など地域における複数の医療機関、介護事業所間でのコミュニケーションを図るための『MeLL+community（コミュニティ）』、そして事業所と利用者家族のコミュニケーションを支援するための『MeLL+family（ファミリー）』の3シリーズをラインナップし、全国でおよそ250法人、1000を超える事業所などが採用しています。柱となるのは、「情報共有支援」と「コミュニケーション支援」の2つの機能です。

医療、介護の記録を時系列に表示する「総合記録」は、病院や介護施設でそれぞれ入力した記録を統合し、連続した記録として表示。一連の経過を時系列で表示し、情報把握をサポートします。

スタッフ間の気づきをリアルタイムに共有する「利用者コメント」は、患者・利用者の状態や様子について、その場ですぐに投稿が可能。関係スタッフ間で気づきをリアルタイムに共有し、適切なタイミングでのアクションにつながります。

日々のご家族との連絡に使える「連絡ノート」は、事業所から利用者ご家族への連絡をメッセージで送ることができ、ご家族はスマートフォンから内容を確認し、返信することができます。

会社概要 ｜ 株式会社ワイズマン

システムに関するデータ
基本の機能（表）：
医療・介護連携サービス「MeLL+」
『MeLL+professional』法人内の施設や事業所間での連携／『MeLL+community』地域の医療・介護に関わる事業所全体の連携／『MeLL+family』施設／事業所と家族間のコミュニケーション
導入までの期間：
お問い合わせから本稼働まで3カ月程度（平均的な導入期間。お客様によって、導入期間は異なる場合があります。導入の流れは MeLL+professional、MeLL+community と MeLL+family で異なります）
導入費用（使用料）：
『MeLL+professional』病院、クリニック、介護サービスなどの種別によって料金が異なります／『MeLL+community』地域で連携する事業所数の規模によって料金が異なります／『MeLL+family』病院、クリニック、介護サービスなどの種別によって料金が異なります
導入実績：
250法人超（累計事業所数：1,000事業所以上）
ワイズマンシステム（電子カルテ・ケア記録）との連携方法：
ワイズマンシステムを導入している場合は、インターネット接続により、自動で利用者情報やケア記録情報のデータの送信が可能。ワイズマンシステムを導入していない場合は、直接、MeLL+ へデータ入力を行います
住所・URL
岩手県盛岡市盛岡駅西通り2丁目11番1号
https://www.wiseman.co.jp/

問い合わせ先
TEL：0120-442-993（販売促進課）
E-mail：Sales@mx1.wiseman.co.jp

【表】基本の機能

MeLL＋professional	
患者様・利用者様の情報共有	基本情報/リスクサマリー/利用者コメント/カレンダー/総合記録/検査結果予約/関連文書/カンファレンス担当者会議/個人メモ
スタッフ間のコミュニケーション支援	メッセージ/掲示板/回覧板/会議室
その他	経営情報/スタッフスケジュール/患者・利用者一覧/ダッシュボード/栞（しおり）
各種設定	アカウント設定/患者・利用者登録/スタッフ権限管理/メール通知設定/ログ管理など
MeLL＋community	
患者様・利用者様の情報共有	基本情報/利用者コメント/バイタル/関連文書/個人メモ
スタッフ間のコミュニケーション支援	メッセージ/掲示板/回覧板/会議室
その他	経営情報/スタッフスケジュール/患者・利用者一覧/ダッシュボード/栞（しおり）
各種設定	アカウント設定/患者・利用者登録/スタッフ権限管理/メール通知設定/ログ管理など
MeLL＋family	
連絡ノート機能、おたより機能、家族手帳機能	

【連絡ノート】

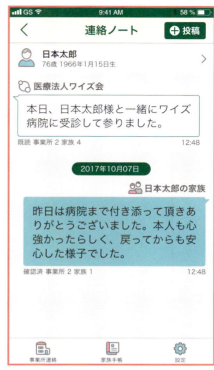

メッセージで届くので仕事の合間など、時間や場所をきにせず、日々の連絡がスムーズに行えます

【総合記録】

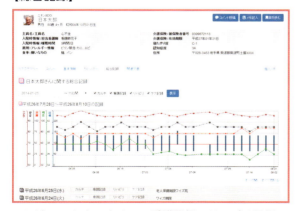

バイタルのほか、カルテ、看護記録、リハビリ記録、ケア記録の参照が可能。一連の結果を時系列で表示することで、往診前の直近の状態確認が可能になります

【利用者コメント】

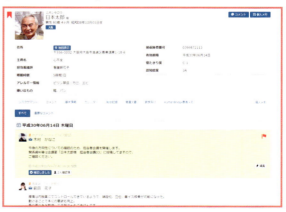

画像や文書ファイルの添付が可能。重要なコメントにフラグを付けて目立たせることもできます

103

導入事例　医療法人稲生会 訪問看護ステーションくまさんの手

迅速な情報共有で事業所・職種横断的なチーム活動を促進

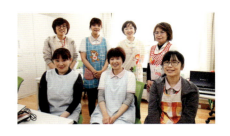

ICT導入の経緯

【2000年】ボランティア団体として、重度身体障害児の家族のレスパイトを目的として、自宅への訪問サービスを開始しました。

【2010年4月】訪問看護ステーションを開設。利用者12名、看護師9名で、管理者以外は全員非常勤、週に1～2回の訪問のスタッフが多い状況でした。デスクトップのパソコン1台で、請求・記録・計画報告書などすべて紙媒体で処理していましたが、**請求書の手書きに時間がかかり、システム導入の検討を始めました。**

【2010年8月】株式会社ワイズマンのシステムを導入、請求書・計画・報告書の利用を開始しました。ライセンスキーは1本で、利用者21名。記録は紙に記入し、事務所にファイリングしていました。直行直帰のスタッフが多いため、事務所で顔を合わせる機会が少なく、携帯電話と月1回事務所で行う全体ミーティングで情報共有を図っていました。

【2010年10月】事務所の移転に合わせてパソコン台数を増やし、ライセンスキーを2本にしました。**請求作業、計画・報告書提出が同時期のため、パソコンが空くのを待って作業を行っていました。**収支状況から、パソコンやライセンスキーを増やすのは容易ではなく、何とかやり繰りをしている状態でした。そのようなときに、「訪問看護にiPadの導入を」という広告を見て、「これは便利！いつか導入したい」と考えていました。

全職員間での利用者に関する情報共有に課題

【2013年10月】連携していた病院の小児在宅部門と合流し、医療法人稲生会を開設。訪問診療、訪問看護、居宅介護に加え、医療型特定短期入所事業を開始しました。訪問看護師、理学療法士がノートパソコン各1台、ライセンスキー各1本ずつ持ち、**直行直帰というスタイルのまま自宅や訪問との合間での記録が可能になり、スタッフ全員が記録、計画書をいつでも閲覧できるようになりました。**

また、訪問診療と訪問看護両方の記録を相互に閲覧できるワイズマンのシステムである『MC.net』で医師のカルテも閲覧できるようになり情報共有が向上した一方、電子カルテを閲覧するためには台数ごとに料金が発生するため、訪問看護事業所で同時に1台のパソコンのみでの閲覧となり、不便さを感じるこ

施設概要（2018年6月現在）
所在地：北海道札幌市
事業内容：訪問看護に加え、法人として訪問診療、居宅介護、医療型特定短期入所事業（未就学の医療的ケア児の日中のみ預かり）
職員数：看護師12名（常勤）、セラピスト7名（常勤5名、非常勤2名）
利用者数：78名

ICT導入前の課題	ICT導入後の効果
・請求作業、計画・報告書提出が同時期のため、パソコンが空くのを待って作業を実施 ・介護職員を含めた全職員間での情報共有が不十分で「職員間でのコミュニケーションの不足」が課題	・ノートパソコン1台、ライセンスキーを1本ずつ用意。直行直帰というスタイルのまま記録が可能に ・『MeLL＋』によりシステムの利用頻度が爆発的に増加、迅速な情報共有と職種横断的なチーム活動を実現

とも多々ありました。

　当法人の方針として、訪問看護事業所の看護師も居宅介護事業所に所属し、長時間対応が必要な利用者への介護サービスも提供しています。介護サービスについてはワイズマンの請求システムが対応していなかったこともあり導入は見送られ、請求は国保連からのソフトを利用し、記録は紙で記入、1カ月分の記録は利用者宅にファイリングしています。介護職員はパソコンが支給されていないため、事務所に設置している1台でしか情報を得ることができず、至急、情報共有が必要なことは担当看護師や管理者が介護職員に電話などで伝えていました。**介護職員を含めた全職員間での利用者に関する情報共有が不十分であり、年末の全職員ミーティングでも「職員間でのコミュニケーションが不足している」という課題が毎年挙げられていました。**

『MeLL＋』で職種横断的なチーム活動を促進

【2016年4月】法人全体として、MC.netの後継システムとしての『MeLL＋professional』（以下、メルタス）を導入。同時に、訪問業務を行う職員全員にスマートフォンを支給し、メルタスの活用を開始しました。当初は運用ルールが無かったため、その利用は限定されていました。

【2016年6月】法人全体でメルタスの運用ルールを決定し、患者情報の共有には「掲示板」、患者に関係しない情報共有には「回覧板」、特定の目的を共有する委員会やチーム活動の情報共有には「会議室」、職員個人間でのやり取りについては「メッセージ」を利用することにしました。これにより、**利用頻度が爆発的に増加、法人内での迅速な情報共有に加え、事業所・職種横断的なチーム活動が促進されました。**

【現在】個人携帯用パソコン13台、ライセンスキー13本をもち、訪問業務を行うすべての職員にスマートフォンが支給され、メルタスの利用により情報共有を行っています。

　データログによる各機能の利用割合をみると、「掲示板・回覧板」と「会議室」がともに37％と最も高く、「メッセージ」は15％。患者ごとのカルテおよび訪問看護記録である「総合記録」の利用は5％のみであり、訪問看護システムとの連動に関連しない機能をよく利用していることがわかります。メルタス利用に関する全職員向けアンケートでは、利用頻度が「1日1〜10回」が56％、「1日10回以上」が42％、法人内でのコミュニケーション方法について「直接対面」が56％、「直接対面とメルタスのどちらも同じ程度」が42％でした。メルタス利用の効果について「強くそう思う」と「ややそう思う」を足した割合は、「患者の情報共有」96％、「チーム活動の促進」92％、「職員間でのコミュニケーション促進」79％でした。

5章

訪問看護ステーションの自己評価システム

「訪問看護ステーションの自己評価システム（Web版）」の概要

1 訪問看護の質の評価とは

　利用者の方々に私たちが提供しているものは「訪問看護サービス」です。近藤[1]は「サービスとは、人間や組織体に、何らかの効用をもたらす活動であり、市場での取引の対象となる活動である」と述べています。また、何らかの効用をもたらす活動とは「人や組織に役立つ活動そのものであり、役立つとは人や組織の生活上の必要性を満たすことである」とし、一方「『市場での取引の対象となる』というのは、お金を出して買うということ」と解説しています。以上のことを訪問看護に置き換えてみると、**私たちの仕事は、「人や組織の生活上の必要性を満たす」ために、「訪問看護サービス」を「お金（診療報酬、介護報酬、利用者負担金）」で買ってもらっている**ということになります。

　サービスという商品は、「形がない」「結果のみならず過程が重要である」というモノ商品とは異なる基本的特徴をもちます[2,3]。したがって、サービスの良し悪しを判断し、よりよいサービスにするためには形のないサービスを「可視化」して評価し、サービス提供の結果だけでなく「過程（プロセス）」を評価する必要があります。

　では、何を「可視化」して、何を「評価」するのでしょうか。近藤[4]はサービスの品質を構成する5つの要素を以下のように紹介しています。

①信頼性：約束したサービスについて任せられ、正確に実行する能力
②反応性：サービスを実施するうえでの従業員のやる気と迅速性
③確信性：従業員の知識や礼儀正しさ、安心感を生む能力
④共感性：顧客の気持ちへの感受性の高さ
⑤物的要素：建物、設備、備品、道具、従業員の服装、パンフレット類

　どれも当たり前のことですが、自事業所が提供している訪問看護サービスを振り返ってみたときに、この5つの品質が適正に保たれているでしょうか。私たちが提供している訪問看護サービスは、事業所に雇用されている職員が提供します。その職員たちの能力はさまざまであり、雇用している人数

や職員そのものも変わっていきます。したがって、提供している訪問看護サービスの品質を常に評価し、より高めていくという意識を持つ必要があり、「今のままで十分できているから現状維持でよい」という考え方では市場競争に負けてしまうのです。また、このような品質の要素を整え、向上させていくことで、利用者だけでなく、ケアマネジャーや関係機関からの評価も高まり、選ばれる訪問看護事業所になるといえます。

　質の評価方法には、「事業者自ら実施する自己評価」「利用者による評価である利用者評価」「評価機関などによる外部評価としての第三者評価」「同業者などによる評価」などがあります。質を客観的に評価するためには、何らかの指標、つまり物差しが必要であり、全国訪問看護事業協会（以下、当協会）で開発した「訪問看護ステーションにおける事業所自己評価のガイドライン」（以下、事業所自己評価ガイドライン）」は、自己評価指標のひとつです。

2　事業所自己評価ガイドラインについて

　事業所自己評価ガイドラインの第1版は、訪問看護に関する質評価の自己評価指標のひとつとして、当協会が受託した厚生労働省平成27年度老人保健健康増進等事業で作成しました。また、平成30年度の同事業により、改訂版として第2版を作成しました。事業所自己評価ガイドラインを活用する目的は、「地域でより多くの看取りや医療ニーズの高い療養者を支えることのできる体制、地域で生活するすべての方々のライフステージに合わせた支援ができる体制を整備し、訪問看護事業所の質の向上を図ること」であり、特徴、枠組み・構造は以下のとおりです（図 5-1）。

＜事業所自己評価ガイドラインの特徴＞
・自己評価の積極的実施推進に向けて利用できる
・自訪問看護ステーションの取り組みを経年的に客観視できる
・課題を発見、明確にすることにより、今後の取り組みにつなげられる
・自己評価の結果を公表に使うことができる

　事業所自己評価ガイドラインは、ドナベディアンの医療サービス評価モデルがベースになっており、訪問看護体制の評価であるストラクチャー的要素、訪問看護機能の評価であるプロセス的要素、訪問看護効果の評価であるアウトカム的要素という3つの枠組みで構成されています。それぞれの評価項目と項目数を表 5-1 に示します。

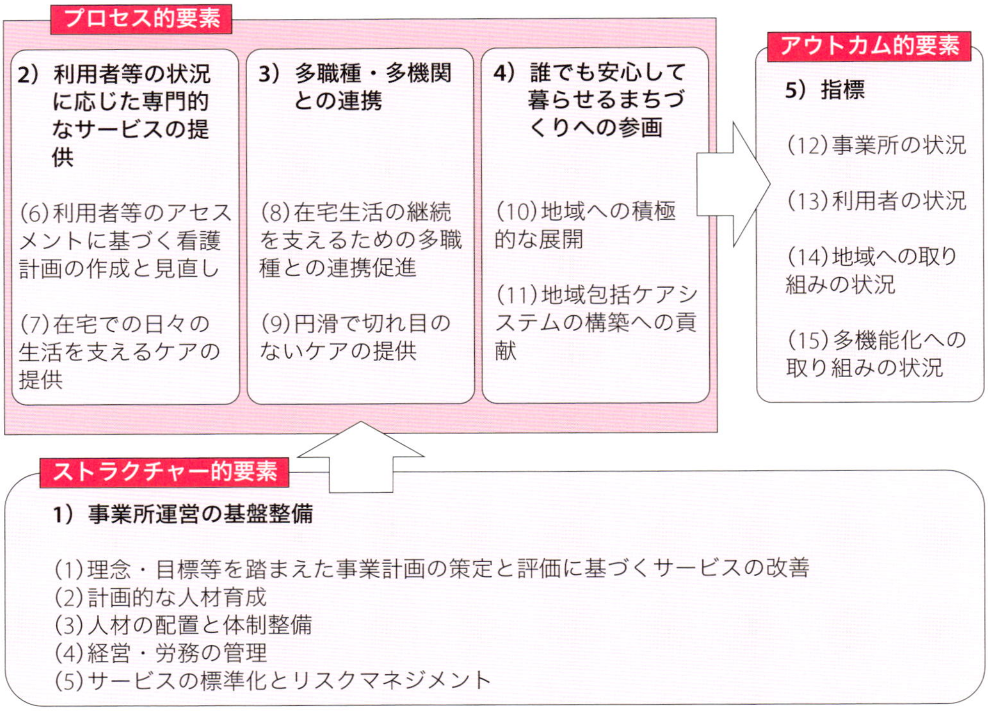

```
┌─ プロセス的要素 ──────────────────────────────────┐                    ┌─ アウトカム的要素 ─┐
│ 2) 利用者等の状況    3) 多職種・多機関    4) 誰でも安心して │                    │ 5) 指標          │
│    に応じた専門的       との連携            暮らせるまちづ │                    │                  │
│    なサービスの提                            くりへの参画   │  ⇒                │ (12) 事業所の状況 │
│    供                                                      │                    │                  │
│                                                            │                    │ (13) 利用者の状況 │
│ (6) 利用者等のアセス  (8) 在宅生活の継続   (10) 地域への積極 │                    │                  │
│     メントに基づく看      を支えるための多        的な展開   │                    │ (14) 地域への取り │
│     護計画の作成と見      職種との連携促進                   │                    │      組みの状況   │
│     直し                                   (11) 地域包括ケアシ│                   │                  │
│                       (9) 円滑で切れ目の        ステムの構築 │                    │ (15) 多機能化への │
│ (7) 在宅での日々の        ないケアの提供        への貢献     │                    │      取り組みの状況│
│     生活を支えるケア                                        │                    │                  │
│     の提供                                                  │                    └──────────────────┘
└──────────────────────────────────────────────┘
        ↑
┌─ ストラクチャー的要素 ─────────────────────────────────────────┐
│ 1) 事業所運営の基盤整備                                          │
│                                                                   │
│ (1) 理念・目標等を踏まえた事業計画の策定と評価に基づくサービスの改善│
│ (2) 計画的な人材育成                                              │
│ (3) 人材の配置と体制整備                                          │
│ (4) 経営・労務の管理                                              │
│ (5) サービスの標準化とリスクマネジメント                           │
└───────────────────────────────────────────────────────────┘
```

図 5-1　事業所自己評価ガイドラインの枠組み・構造

表 5-1　事業所自己評価ガイドラインの評価項目

	評価項目	項目数
ストラクチャー的要素	事業所運営の基盤整備	18 項目
プロセス的要素	利用者等の状況に応じた専門的なサービスの提供	10 項目
	多職種・多機関との連携	10 項目
	誰でも安心して暮らせるまちづくりへの参画	4 項目
アウトカム的要素	指標	49 項目

　ストラクチャー的要素とプロセス的要素である 42 項目は「判断基準」「評価の着眼点」「評価の考え方と留意点」で構成されています。「判断基準」は、1・2・3 の三段階評価となっており、3 が最も高い評価です。「判断基準」の 1・2・3 のどれを選ぶかを判断するために「評価の着眼点」があり、それぞれの着眼点ができているかどうかを判断してチェックしていきます。

　この「評価の着眼点」ができているかどうかを判断するために「評価の考え方と留意点」があります。つまり、「評価の考え方と留意点」⇒「評価の着眼点」⇒「判断基準」と進んでいけば、自己評価ができるようになっています（図 5-2）。

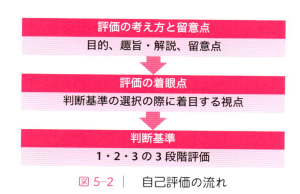

図 5-2 ｜ 自己評価の流れ

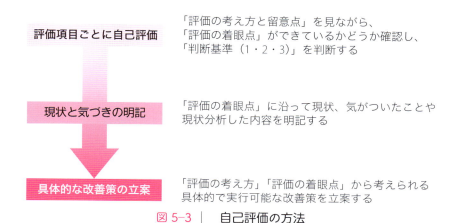

図 5-3 ｜ 自己評価の方法

3 ｜ 自己評価の方法

　事業所自己評価ガイドラインを活用した評価の方法（図 5-3）としては、まず「評価項目ごとに自己評価」をします。「評価の考え方と留意点」を見ながら、「評価の着眼点」ができているかどうか確認し、「判断基準」の1・2・3を判断します。事業所自己評価ガイドラインの各項目を評価した後、「現状の気づきの明記」をします。「評価の着眼点」に沿って現状や気がついたこと、現状分析した内容を「自己評価結果シート」に書き出していきます。

　事業所自己評価ガイドラインを使って評価している中で、考えたり気づいたりしたことに対して対策を立てたり職員に伝えるためには、目に見える形にすることが重要です。そして、「評価の考え方」「評価の着眼点」から考えられる「具体的で実行可能な改善策」を立案します。

　スローガンや抽象的な表現では実行できにくいので、具体的な行動レベルの表現で明記します。つまり、「誰が、いつまでに、どのくらい、何をするのか」という風に「主語〜する」という書き方を心がけます。

　また、自己評価をして、1ばかりであったり3が少ないからといって落ち

込む必要はありません。1でも2でもよく、自己評価をすることで自分の事業所の状況に気がつくこと、それらについて対策を立てられること、そして、立てた対策を実行することが重要なのです。

4 項目ごとの自己評価から改善策立案の実施例

「自己評価→現状と気づき→具体的な改善策」の具体的な実施例を紹介します。

＜項目3＞

事業所の運営状況や今後の方針等、定期的に事業所の運営について職員間で話し合う機会を設けており、今後の事業運営の改善に反映している

自己評価 評価の着眼点の6項目すべてにチェックなし
⇒「評価基準」の1を選択

現状と気づき 年間計画を立てても、スタッフと話し合うことなく計画だけを立てていた。スタッフと一緒に計画を立てること、立てた計画を一緒に見直す機会を持つこと、話し合った内容を今後の事業運営に反映する必要があることを知った。

具体的な改善策
・運営状況や今後の方針についてスタッフと一緒に検討する会議を、1カ月に1回設ける。
・会議では、「利用者に関すること」や「職員に関すること」、「経営の状況」「苦情の有無・内容」について検討する。
・参加できないスタッフのため、協議・検討された課題や方針を書面で作成し、職員に回覧することで共有できるようにする。
・決定した今後の方針について、職員に周知（会議や研修会における説明等）するとともに、決定事項の進捗管理を管理者が行う。

＜項目18＞

事故を防止する、あるいは事故が発生した場合の対応方針が、「①医療事故・ケア事故」「②交通事故」「③盗難・紛失・破損等」「④災害」「⑤感染症」「⑥個人情報保護」などの観点から、マニュアル等により職員への周知・理解が図られている

自己評価 評価の着眼点の6項目すべてにチェックなし
⇒「評価基準」の2を選択

現状と気づき マニュアルは作成しており、職員もその存在はわかってい

るが、いざという時にマニュアル通りに動けるか、適切な対応が可能かを確認する必要があると思った。

具体的な改善策
・スタッフと一緒に各マニュアルの内容を確認する機会を、1 カ月に 1 回設ける。
・災害マニュアルについては、決めたとおりに動くことができるか、デモンストレーションを行う。
・個人情報保護マニュアルについては、必要な書面の書き方や保管方法などについて具体的に確認する。
・半年に一つずつマニュアルの見直しを行う。

5　Webによる自己評価

　当協会では事業所自己評価ガイドラインを作成後、Web 上で事業所自己評価ガイドラインによる事業所自己評価を試行しました。その際のアンケート結果で、「Web で行う方法はよかった」という回答が91.3％と高く、その理由は「入力が簡単」「短時間でできる」「客観的評価がもらえる」「データに残すことができる」というものでした。つまり、**事業所運営状況の可視化、データの蓄積・分析が容易にできる**ということです。「Web による自己評価が効率的で効果的である」という結果をもとに、2017 年 12 月より、当協会会員の事業所限定で「Web による事業所自己評価システム」を公開しました。

　Web システムによる自己評価の利用の流れとフローは、図5-4のとおりです。自己評価の結果は、大項目および中項目の数値とレーダーチャートで、

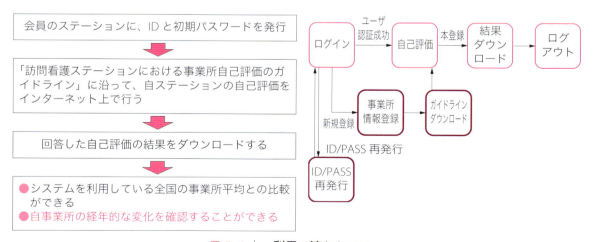

図 5-4　利用の流れとフロー

大項目の評価結果

大項目	貴ST	平均
1. 事業所運営の基盤整備	75.4%	78.4%
2. 専門的なサービスの提供	76.2%	81.0%
3. 多職種・多機関との連携	70.4%	76.5%
4. まちづくりへの参画	41.7%	58.3%

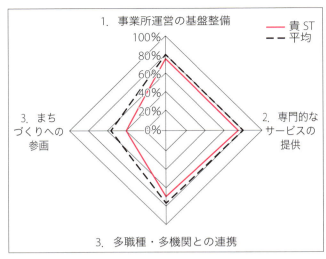

中項目の評価結果

中項目	貴ST	平均
(1) 事業計画の策定とサービスの改善	66.7%	73.3%
(2) 計画的な人材育成	83.3%	72.2%
(3) 人材の配置と体制整備	75.0%	80.6%
(4) 経営・労務の管理	66.7%	77.8%
(5) サービスの標準化とリスクマネジメント	91.7%	86.1%
(6) 看護計画の作成と見直し	66.7%	77.8%
(7) 在宅での日々の生活を支えるケアの提供	83.3%	83.3%
(8) 多職種との連携促進	61.9%	73.0%
(9) 円滑で切れ目のないケアの提供	100.0%	88.9%
(10) 地域への積極的な展開	33.3%	55.6%
(11) 地域包括ケアシステムの構築への貢献	44.4%	59.3%

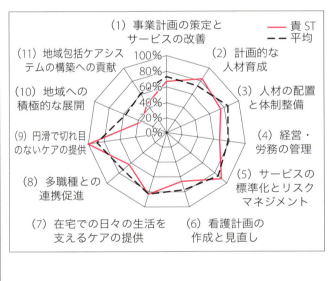

図 5-5　自己評価の結果画面（例）

システムを利用している全訪問看護ステーションの平均と自事業所の結果が表示されるようになっており、図5-5のような結果をダウンロードできます。この自己評価の結果により「システムを利用している全国の事業所平均との比較ができる」が、自己評価が高い事業所も低い事業所もある中での比較になります。大切なのは他事業所との比較ではなく、「自事業所の経年的な変化を確認することができる」ことです。自己評価をすることで自事業所の状況に気がつくこと、それらについて対策を立てられること、そして、立

た対策を実行することが大切です。

　事業所の質が高まっているか、できていなかったことができるようになってきたかを経年的に確認し、次へ生かしていくことに活用していただきたいと思います。

6 事業所自己評価のメリット

　Webによる事業所自己評価を試行した訪問看護ステーションの管理者にアンケートを実施しました。その際、「スタッフと一緒に取り組み、結果を共有するメリット」として回答された意見から、事業運営に効果的に活用できていることがわかりました。

- 多くの目で客観的に評価できるので、管理者が交代しても評価の尺度が変わらない
- 管理者と職員が一緒に日頃の業務を振り返ることで、職員の意識改善につながり、共通の目標を持てる
- 職員が自ステーションの運営状況を知ることで、運営に必要な内容を理解できる
- ステーションの立ち位置（役割・今後行うべきこと）の共通理解が深まる
- 年間計画に沿って職員と話し合いながら体制作りに取り組むことができる
- 管理者、職員ともに、所内の課業やOJT項目に直結させて業務に取り組める
- 運営上必要な項目が網羅されており、整備すべき項目を再確認できる
- 項目ごとに評価の考え方や留意点があり、わかりやすい
- 評価の考え方と留意点に沿って同じ尺度で評価でき、改善につながる
- 客観的判断ができ、業務のばらつき、強み弱みがわかる
- 事業所を多角的にとらえて評価できる
- 改善していくべきポイントが明確になり、業務改善として課題、目標にあげて取り組むことができる
- 経年で評価でき、前回と比べて改善できているかを確認できる
- 全国との比較ができ、改善へのモチベーションにつながる
- 運営に悩んだときの指標になる

7 分析結果を事業所の運営に生かすポイント

　事業所自己評価ガイドラインを利用した自己評価の結果を、自己評価や分析だけで終わらせません。**可視化され、サービスのプロセスを評価した内容**

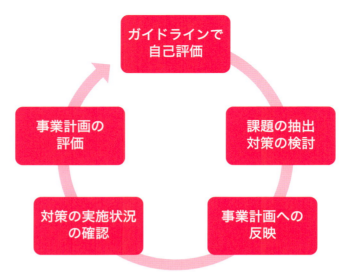

図 5-6 ｜ 管理者と職員が一体となった評価サイクル

は事業所の運営に生かさなければ、品質の改善にはつながらないのです。どのように生かしていくのかはそれぞれの事業所で考えることですが、以下にいくつかの具体例を示します。

①「管理者と職員が一緒に評価サイクルをまわす」ことで、事業所の職員全員で事業運営を行う！

　事業所自己評価ガイドラインを活用して自己評価し、課題の抽出と対策の検討を行い、事業計画へ反映します。次に、対策の実施状況を確認して、事業計画の評価を行い、事業所自己評価ガイドラインで自己評価をする……というこのサイクルを管理者と職員が一緒に実施するとよいでしょう（図5-6）。一緒に実施するためには時間も労力もかかり大変ですが、事業所運営やサービスの質向上に還元されることも大きいのです。管理者と職員では評価が違うことがあります。一緒にこのサイクルを回すことで、管理者は職員が考えていることがわかり、管理者が考えていることが職員に伝えられる機会になります。そのことによって、管理者と職員が同じ方向を向いて事業運営に積極的にかかわることが可能になります。

②事業所の状況について継続的に自己評価をして、強みを伸ばし、弱みを改善していくことに役立てる！

　訪問看護事業所において、訪問看護の品質を評価し、向上させていく責務を担うのは管理者です。サービス提供機関として成熟するためには、「信頼できる運営基盤をつくる」こと、「安全にケアが提供できる組織づくりをす

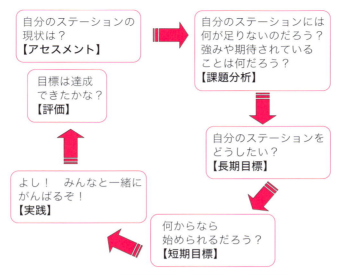

図 5-7 │ 事業所状況の継続的な自己評価

る」ことが必要です。このことを実現するために管理者が行うべきことは、**「理念や目指す姿を明確にして示し、方針に沿って事業運営」**し、**「常に問題意識をもって行動し、職員と共に業務改善する」**ことです。

具体的には、まず、自分の事業所の現状はどうなっているのかアセスメントします。次に、「自分の事業所には何が足りないのだろう？」あるいは、「強みや期待されていることは何だろう？」と考えて課題分析します。さらに、自分の事業所をどうしたいのか長期目標を立て、「何から始められるだろう？」と短期目標を決めます。そして、「よし！　みんなと一緒にがんばるぞ！」と実践し、「目標は達成できたかな？」と評価します（図 5-7）。

事業所自己評価ガイドラインを活用して、経年的にこの過程を踏むことにより、事業所の訪問看護サービスの品質を継続的に評価し、向上させていくことが可能となります。**自事業所の強みを伸ばし、弱みを改善していくことで、組織のビジョンに沿った質の高い訪問看護を提供できるようになり、事業運営、人材育成、まちづくりなどの事業所体制を整備できます。**

③自己評価の取り組みを積極的に公表し、訪問看護を PR する！

公表する内容は、「自己評価のプロセス」と「サービス内容」です。自己評価をしていることや評価結果を事業運営に役立てていることなど、「自己評価のプロセス」を公表したり、事業所の強み・事業所の特徴・職員教育などの「サービス内容」を公表することで、**サービス内容や質を見えるものとし、透明性の高い事業所であることをアピールでき、利用者や家族、関係職種へ情報提供することができます。**公表の方法としては、ホームページを利

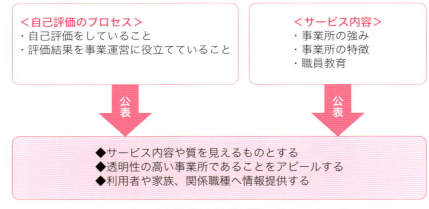

図 5-8 　自己評価を訪問看護の PR に生かす

用したり、事業所のパンフレットや重要事項説明書に載せるという方法があります（図 5-8）。

（清崎由美子）

引用文献
1）近藤隆雄：サービス・マネジメントとは．日本看護管理学会誌．1999；3(2)：14-20.
2）近藤隆雄：サービス・マーケティング．生産性出版；1999．p. 56-67.
3）近藤隆雄：サービス・イノベーションの理論と方法．生産性出版；2012．p. 44-47.
4）近藤隆雄：サービス・マネジメント入門．生産性出版；1995．p. 20-24.

「訪問看護ステーションの自己評価システム（Web版）」活用の実際
——訪問看護ステーションの事例から

　前節で述べたように、Webによる事業所自己評価を、スタッフと一緒に取り組むことで、効果的な事業運営を実現することができます。ここでは、ガイドライン第1版を用いて実際にスタッフと一緒に事業所自己評価に取り組み、結果を共有した訪問看護ステーションの実践事例を紹介します。

訪問看護ステーションしらひげの概要
（2018年7月現在）

事業所の概要：
- 東京都墨田区に1998年9月1日開設（墨田区内で6番目に開設）
- 設置主体は医療法人（同法人に急性期病院と介護老人保健施設あり）
- 小児から高齢者まで、精神・難病・ターミナルも含めオールマイティに訪問看護サービスを提供
- 看護師10名（育児時短3名・非常勤3名のため常勤換算6.2名）、理学療法士1名、事務1名
- 利用者：80～90名、延べ訪問回数：約500回/月

1　事業所自己評価の実施方法

①事業所の自己評価のためにガイドラインを活用することをカンファレンスで説明し職員の同意を得る
②事業所自己評価ガイドラインをコピーして職員全員に配布
③期限を設けて（3週間後）回収し、管理者が集計
④Webの試行で行った時の全国平均と比較してグラフ化
⑤集計結果をカンファレンスで発表し、意見交換
⑥自己評価の低い項目についての改善策を検討

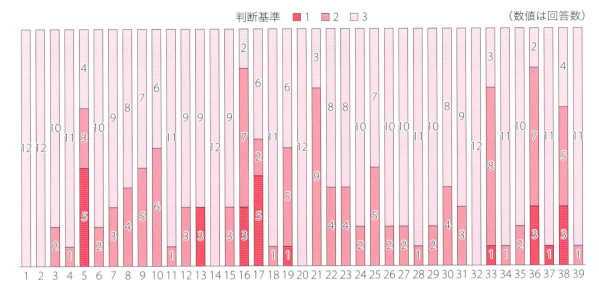

図 5-9 ｜ 自己評価の各項目の集計結果

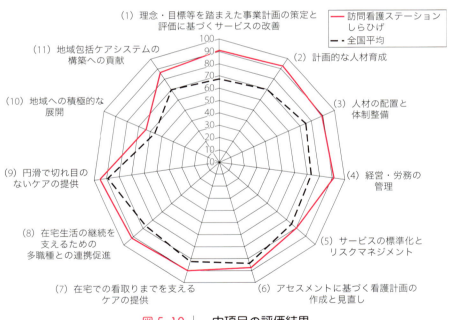

図 5-10 ｜ 中項目の評価結果

2 集計方法と結果

各項目について「判断基準」1＝1点、2＝2点、3＝3点として12名分を集計し、平均値を出して全国平均と比較しました。結果は図5-9のとおりです。

表 5-2 　自己評価で明らかになった課題

項目 5　関係する多職種など、外部から評価を受ける仕組みがあり、事業計画の見直しやサービス改善に活用されている
・「関係事業所へのアンケート調査」等の外部からの評価を受ける仕組みがない
・「管理者による聞き取り調査」等が行われていても、継続的に評価できていない
・評価結果を分析した結果やそれに基づく課題が文書化され、職員間で課題の共有化が図られていない

項目 10　「人工呼吸器を装着している利用者」について、新規の訪問看護依頼があった場合に、即日に対応もしくは訪問できる体制を常に整えている
・「人工呼吸器を装着している利用者」の新規依頼について、管理者が不在の場合など即日に対応もしくは訪問ができない場合がある

項目 13　事業所の人事管理において法人の定めた人事基準をもとに、職員ごとの評価などを連動させた人材マネジメントを行っている
・法人における人事基準が全職員に周知されておらず理解されていない
・法人における人事基準は明確だが、非常勤職員については職員ごとの評価などを連動させた人材マネジメントは不十分である

項目 16　在宅における「医療ニーズの高い方（人工呼吸器を装着している利用者）へのケア」の提供方法が事業所独自のマニュアル等により、職員への周知・理解が図られている
・自業所独自のマニュアル等がない

項目 21　アセスメントの結果作成された看護計画書について、定期的に管理者やリーダー等が内容の確認やアドバイス等を行っている
・全利用者・全職員の看護計画について、定期的に内容の確認やアドバイス等を行っていない

項目 33　多職種間で共通様式や ICT の導入といった情報提供を行うための仕組みづくりに取り組んでいる
・地域の多職種間や他の訪問看護事業所で利用できるような共通様式の開発、ICT の導入などの提案や実際の導入に取り組んでいるが、職員に周知されていない

項目 36　事業所の情報や訪問看護が果たす役割等について、地域住民向けに情報発信を行い、また、幅広い相談を受ける仕組みがある
・地域の住民向けの情報発信や、定期的に幅広い相談を受ける仕組みがない

項目 38　行政やボランティア等が行っている、認知症の人が安心して暮らしていける地域づくりの取り組みに積極的に参加している
・事業所において認知症に関する国や地域の動きについて情報収集はしているが、地域貢献について議論する機会がない

3　実践して見えてきたこと

　　レーダーチャートで全国平均と比較した結果、すべての項目が全国平均よりも高いことがわかりました（図 5-10）。しかしながら、実践して見えてきたことは、「管理者ができていると思っていてもスタッフの評価が低い項目がある（項目 5・16・21・33）」「常勤職員と非常勤職員で評価が分かれる項目がある（項目 13）」「地域への働きかけがまだまだ足りない（項目 36・38）」ということでした。

　　また、自己評価の低い項目について事業所内で検討した結果、表 5-2 のような課題が明らかになりました。これらの結果をもとに、職員全員で改善策を検討し、少しずつ取り組んでいます。

（清崎由美子）

Topics

ICTを訪問看護の質管理と経営に生かす

ICTは事業所運営の必須アイテム

　全国では1年間に約500カ所の訪問看護ステーションが廃止しています。経営悪化だけが理由ではありませんが、訪問看護ステーションを安定的に経営することは利用者にとっても、スタッフにとっても大変重要なことです。

　経営安定化のためには、収支等の経営データ分析はもちろんのこと、利用者情報や日々の訪問記録等もデータ化し、経営に活用していく必要があります。さらに、医療・介護分野においても働き方改革の重要性が増しており、スタッフの負担を下げつつ、質の高いサービスを提供するためにも、ICTは必須アイテムといえるでしょう。

ICT化の成果をあげる3ステップ

　ICT活用で実現できることには、大きく3つのステップがあります（図）。
【STEP1】まず、事務処理や請求事務などをパソコン上で行うことです。これは皆さん実施していると思います。
【STEP2】次に、利用者情報や日々の記録等をデータ化し、運営に役立てます。利用者情報は、データ化をするとスタッフ間で共有しやすくなるだけでなく、全国の平均値と比べて、自事業所の経営状況を客観的に分析しやすくなります。

　例えば、利用者数や訪問回数、従事者（常勤換算）1人あたり訪問回数、収支差率、訪問1回あたり収入などを毎月データ化します。介護保険の1事業所あたり利用者数や訪問回数、常勤換算従事者1人あたり利用回数などは、厚生労働省「介護サービス施設・事業所調査」に全国平均が出ています。平均と比較して、自事業所の特徴（規模、収支等）を分析してみてください。

　また、厚生労働省「平成29年度介護事業経営実態調査」によれば、介護保険の訪問看護の収支差率は3.7％、訪問1回あたり収入は、7,971円でした。これに比べて収支差率や訪問1回あたり収入が低ければ、他の事業所に比べて加算が取得できていない、あるいは従事者1人あたりの訪問回数が少ないかも知れません。全国平均と比較することで、その原因を分析しやすくなり、対策を講じることで、経営改善につなげることができます。法人内で説明する際にも、全国平均と比較する方が自事業所の特徴や今後の計画を説明しやすくなります。

　分析の元になるのは、利用者数や訪問回数、収支など、どの事業所にもある数値です。これらをデータ化し、推移をみたり、全国平均と比較することで、経営改善に役立てましょう。

　また、日々の訪問看護記録をパソコンやタブレットを使って入力すると、スタッフが事業所に戻って記録する時間が削減できるだけでなく、報酬請求と連動できるなどのメリットもあります。最初はパソコンやタブレット

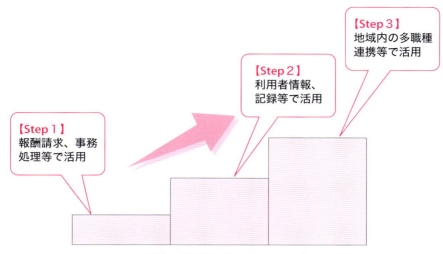

図 | ICT活用の3ステップ

操作に不慣れなスタッフもいるかも知れませんが、多くの人がスマホ操作に慣れたように、しばらくすると手放せなくなるでしょう。最初からデータ化されていると、上記のような経営分析をする際にも、データ化の手間が省け、大変便利です。これからの事業所経営には、ICT化が不可欠といえます。

【STEP3】さらに、利用者情報や日々の記録等のデータを地域内の多職種連携に活用します。厚生労働省がすすめる「データヘルス改革」により、2020年に向けて保健医療情報の共有化が進められており、関係機関同士で利用者情報を共有することができるようになります。特に、訪問看護の利用者は中重度な方も多く、利用者の状態等を多職種とタイムリーに共有することが重要です。医療機関やケアマネジャー、介護事業所と情報を共有し、ICT改革の波に乗り遅れないようにしましょう。

ICT化は「手段」であり「目的」ではない

ICT活用はあらゆる場面で可能であり、皆さんの訪問看護ステーションでもどんどん進めていただきたいのですが、ICTの活用はあくまでも「手段」であり、「目的」ではないことを忘れないでください。

「利用者へのケアにかける時間を長くしたいから、記録時間を短縮しよう」「黒字転換したいから、経営データを分析しよう」など、ICTを活用する目的があってこそ、ICTの活用に意味が出てきます。その目的によって、使うべき機器やソフトが違いますし、目的に合ったものを選ぶことが長続きのためのコツです。

（吉池由美子）

訪問看護ステーションのための ICT用語集

6章

「ICTに興味はあるけれど、用語がわからない」という訪問看護師の方は少なくないのではないでしょうか。ここでは、「訪問看護のICT化」に取り組む上で、よく目にする言葉、使われる用語をわかりやすく解説します。

各用語のカテゴリーについて

- 基本 …… ICTの導入・活用における基本的な用語
- 業務支援 …… 訪問看護業務を支援するソフト・サービスの基礎
- 入力方法 …… ICT機器の入力装置・方法
- インターネット …… インターネット関連の用語
- 安全 …… セキュリティ対策の関連用語

A

ASP　基本

Application Service Providerの略。インターネットなどをとおして、アプリケーションを提供する形態のこと。各事業所のパソコンにインストール、アップデートする手間がなく、サーバ設置にかかるコストを削減できます。現在は「クラウド型」ということが多いです。

C

CPU（Central Processing Unit）　基本

コンピューターの中枢部分にあたる部品で、コンピューターの内部でさまざまな処理を行います。コンピューターの頭脳といえるため、その性能は実行速度や反応などコンピューターの機能全体に現れます。

CSV形式　基本

データ・ファイル形式で項目をカンマで区切っています。テキストファイルとして開くこともできますが、Excelで開くことでセルごとに分けられたデータにすることができます。入力された情報を独自のデータやグラフに加工することが可能です。訪問看護業務支援ソフトの中には、事業所の実績などのデータをCSV形式のファイルで出力できるものがあります。

G

GPS機能（Global Positioning System）　インターネット

衛星を利用して現在位置を測定するためのシステム。主にモバイルの位置を知るために使用されます。訪問看護では、スタッフの現在地の把握に活用している例もあります。

H

HPKI　安全

保健医療福祉分野の公開鍵基盤（Healthcare Public Key Infrastructure）の略で、インターネットを介して診療関連文書のやり取りを行う際、なりすましや改ざんを防止するために、保健医療福祉分野で適用される電子証明書。医療現場で公的資格の確認機能を有する電子署名や電子認証を行う基盤を指します。厚生労働省では基盤の設置要件等を策定しています。

I

ICT（Information and Communication Technology）　基本

ICTとは、情報通信技術または情報伝達技

術と訳されます。ICTに似たような言葉で「IT」がありますが、ITとは、「Information Technology」の略であり、「情報技術」を指しています。具体的には、コンピュータのハードウェア、ソフトウェア、アプリケーションなどからシステムの開発などがITに含まれます。一方、「ICT」は情報技術を活用することに焦点を当てており、「人と人」「人とモノ」の情報伝達といった「コミュニケーション」を図ることを指しています。コンピュータ全般の技術そのものを「IT」、その技術を利用して人と人や人とモノが通信する応用技術を「ICT」ととらえることができます。

訪問看護で「ICT化」という場合は、主に訪問看護業務ソフト・サービス等の導入・使用を指すことが一般的です。

IoT（Internet of Things） インターネット

モノのインターネットと訳されます。家電や医療機器など、コンピューター以外の身の回りのものがネットに接続されるという考え方。機器の遠隔操作なども可能になる一方、セキュリティーの確保などが課題となっています。

ISO/IEC 27001 安全

情報セキュリティマネジメントシステム（ISMS）に関する国際規格。情報の機密性・完全性・可用性を管理し、情報を有効に活用する組織の枠組みを示しています。

L
LAN（Local Area Network）（無線LAN）
インターネット

LANの規格を利用したインターネットに接続する方法。基本的には有線ですが、専用機器（ルーター等）により無線で接続するものを無線LANといいます。Wi-Fiは無線LANの規格のひとつ。

O
OS（Operating System） インターネット

パソコン本体を動かし、周辺機器やアプリケーションなどを使用できるようにする基本的なソフトウェアのこと。OSがないとパソコンを動かすことができません。OSにはWindowsやAndroid、Mac OS、iOSなどがあります。

S
SSL（Secure Sockets Layer） 安全

安全に通信をするためのセキュリティプロトコル。ウェブサイトとそのサイトを閲覧しているユーザとの通信を暗号化するための仕組みのこと。通信を暗号化しないと、第三者に通信の内容を盗み見される危険があります。暗号化されたデータが盗み見されても解読は困難です。訪問看護の業務支援ソフトにおいても、SSLの方式が組み込まれているケースが多いです。

T
TLS（Transport Layer Security） 安全

TLSはSSLの次世代規格で、ブラウザとウェブサーバーの通信を暗号化し個人情報の漏えいを防ぐ仕組みです。「医療情報システムの安全管理に関するガイドライン 第5版」では、インターネット等のオープンなネットワークを介する場合の利用可能なプロトコルバージョンをTLS 1.2に限定し、「SSL/TLS暗号設定ガイドライン」において最も安全性水

準の高い「高セキュリティ型」の設定を反映するよう求めています。2018年8月には新バージョン「TLS 1.3」が公開されました。

V

VPN（Virtual Private Network）
　安全

　離れた場所との間を専用の仮想的な回線でつないで、安全なデータ通信を実現する仕組み。遠隔地の拠点との間を仮想的な専用線でつないで通信を行い、通信の内容も暗号化することで、高いセキュリティを実現します。訪問看護業務支援ソフトをクラウドで利用する場合にも、業者によって導入が可能です。

W

Wi-Fi（Wireless Fidelity）　インターネット

　無線LANの規格のひとつ。無線LAN全般を指すこともあります。モバイルルーターという機器を利用して、外出先でインターネットに接続することもできます。

あ

アップロード　インターネット

　インターネットに接続している手元のコンピュータからサーバーへデータを転送すること。

い

医療情報システムの安全管理に関するガイドライン　安全

　医療機関等における診療録等の電子保存にかかる責任者を対象としたガイドライン。「遵守すべき事項」として個人情報保護に関する方針の制定と公表、外部と個人情報等を交換する場合の安全管理、ネットワークからの不正アクセス対策等を、また診療録等の「電子保存の要求事項」として真正性、見読性、保存性の確保を示し、診療録等をスキャナ等により電子化して保存する場合の要件等についても明記しています。第5版（2017年5月30日）では、改正個人情報保護法や「医療・介護関係事業者における個人情報の適切な取扱いのためのガイダンス」等への対応を行いました。

インストール　インターネット

　パソコンにソフトやアプリを入れて利用可能な状態にすること。パソコンに新たなソフト・アプリを入れると、利用可能な状態にする設定が必要ですが、一般向けのソフトの場合は、ほぼ自動で設定が行われたり、設定が不要なものもあります。訪問看護の業務支援ソフトなどをインストールする場合は、詳細な設定が必要なため、多くは業者が行います。

インターネット　インターネット

　世界中のコンピューターなどの情報機器を接続するネットワークのこと。ウェブコンテンツを閲覧したり情報を検索することを「インターネットをする」といいます。

インターフェース　基本

　複数のコンピューターや周辺機器の間を接続し、やり取りするための規格・仕様。

う

ウィルス対策　安全

　コンピューターが正常に作動することを妨げるコンピューターウィルスというものが存在します。このコンピューターウィルスは、機密情報などのデータを盗み出したり、デー

タを破壊することを目的として作成された悪質なプログラムのことです。このコンピューターウィルスの侵入を防ぐことを「ウィルス対策」といい、ウィルスの侵入を防いでくれるソフトウェアのことを「ウィルス対策ソフト」といいます。訪問看護においても、利用者情報を取り扱うことからウィルス対策ソフトを導入するなどして、パソコンのセキュリティ対策をしっかりと行う必要があります。

お

音声入力　入力方法

音声を文字に変換して入力する方法。Androidやiphoneの端末ではOSに組み込まれたソフトがあります。訪問看護に特化したソフトも開発されてきており、訪問看護記録の効率的な入力に活用できます。

【音声入力ソフトの例】

- Googleアシスタント：Androidに搭載されている音声アシスタント機能。音声入力での文字変換、ウェブサービスやアプリケーション操作などを行います。
- Siri：iPhoneやiPadなどアップル社の商品に搭載されている音声アシスタント機能。
- こえじ：声→字をイメージした造語で、東邦ホールディングス株式会社が訪問看護師の記録をもとに開発した音声辞書のこと。同社の訪問看護業務支援システム『エニフナース』など特定の機種に搭載されています。
- Voice fan：NDソフトウェア株式会社が開発した、介護福祉業界用の辞書を搭載している音声入力アプリケーション。

か

カスタマイズ　業務支援

システムに手を加えて、機能や構成などをユーザーの用途に合わせて作り変えること。訪問看護では、訪問看護業務支援ソフトを利用する場合、クラウドタイプの場合はウェブ上のサーバーにソフトがあり、全ユーザーがそのソフトを利用しているため、変更があると全ユーザーに影響があり、個別のカスタマイズに応じづらい場合があります。サーバー設置タイプの場合は他の事業所に影響を与えないため、比較的カスタマイズしやすいといえます。

仮想化　インターネット

サーバーなどのハードウェア内のリソース（CPU、メモリ、ディスクなど）を、物理的な構成にとらわれることなく、論理的に統合や分割できる技術のこと。近年はハードウェアの高性能化が進み、サーバーの処理能力が飛躍的に上昇したものの、リソースが効率的に使用できていないので、リソースに余剰が発生しがちです。この余剰リソースを有効的に活用するのが仮想化です。

き

キーボード入力　入力方法

キーボードという機器を利用して文字や数字などを入力する方法のこと。

く

クラウド型　業務支援

「クラウド」とは、ユーザーがソフトウェアを持たなくても、インターネットを通じてサービスを必要な時に利用できること。クラウドが普及するまでは、ソフトウェアを購入

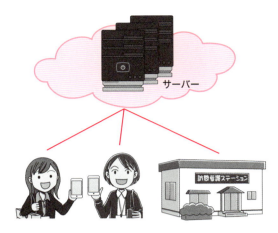

インターネットを通じてクラウドにあるサーバーにアクセスし、データ等を使用します。看護師は訪問先でモバイル端末からサーバーにアクセスし、必要な情報の閲覧や記録等の入力ができます。

図 6-1 | クラウド型

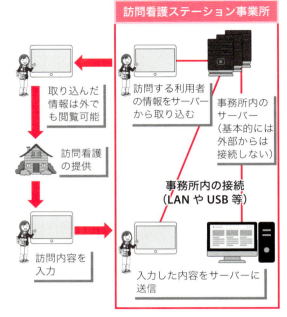

図 6-2 | サーバー設置型

して、パソコンにインストールしなければサービスを受けられませんでしたが、クラウドの普及により、その必要性はなくなってきました（図 6-1）。

訪問看護では、クラウドサービスを利用することで、事業所にいなくてもモバイルで必要な情報の閲覧や入力業務を行うことができます。また、閲覧できる情報の範囲の制限や他事業所との情報共有にも活用できるサービスがあります。

さ

サーバー　　基本

クライアント（主にパソコンやモバイル端末）からの要求に対してサービスを提供するコンピューター、またはアプリケーションのこと。パソコンで見ているホームページもデータはサーバーに置かれています。訪問看護では、主に利用者情報や請求などのデータ保存と訪問看護業務支援ソフトが設置されています。

サーバー設置型　　業務支援

クラウドがインターネット上にサーバーを設置するのに対して、事業所内にサーバーを設置すること（図 6-2）。事業所にサーバーがあるため、情報の閲覧等は基本的には事業所内のみ可能となります。

訪問看護では、モバイルの利用を想定していないサービスと、モバイルの利用を想定しているサービスがあります。モバイルを利用している場合は、スマートフォンやタブレット端末に事業所内のサーバーから必要な情報を取り込んで訪問し、モバイル端末で入力した内容は事業所に戻ってからサーバーに LAN や USB 等で接続して取り込むなどの方法がとられています。

す

スキャナー　　基本

文字や写真、絵などの原稿をデジタルデー

タに変換してパソコンなどに取り込む装置。独自の機器もありますが、コピー機やプリンターなどに内蔵されていることが多いです。

そ

ソフトウェア/アプリケーション　[基本]

パソコンに任意で追加・削除できるプログラムをソフトウェア（ソフト）やアプリケーション（アプリ）といいます。"目に見えないもの"を指し、人間に例えると、「心、意識、神経、知識、能力」などにあたります。ワープロソフト（Word など）や表計算ソフト（Excel など）、電車乗換案内など、幅広いソフトウェアやアプリがあります。

訪問看護では、業務支援ソフトや報酬請求ソフト、電子カルテもソフトウェアの一種です。

た

ダウンロード　[インターネット]

インターネットに接続している手元のコンピュータへ、サーバーからデータ（ファイルや情報）を取り込むこと。

タッチパネル　[入力方法]

液晶パネルを指で触れることで操作できる入力装置のこと。銀行 ATM やスマートフォンなどで多く利用されています。

も

モバイル　[基本]

携帯が可能な小型のコンピュータ（スマートフォン、タブレット端末、ノートパソコン）のこと。小型、軽量で持ち運びに適しています。また、多くの機器が外出時にインターネットへ接続できます。訪問看護では、訪問先でスマートフォンやタブレット端末で記録の入力等ができることを「モバイル対応」などということがあります。

モバイルとは異なり、机の上などに置き、設置型のパソコンで持ち運びできないものを「デスクトップパソコン」といいます。

は

バージョンアップ　[基本]

ソフトウェアの機能を向上し、不具合を修正して新しいバージョンとなること。訪問看護では、報酬改定に対応するバージョンアップなどがありますが、費用が発生するサービス・発生しないサービスがあります。

ハードウェア　[基本]

パソコンの機体をいいます。"目に見える"形のある機器そのものを指しています。例えば、パソコンのモニター、ハードディスク、キーボード、マウス、プリンターやスマートフォンなどが挙げられます。人間に例えると、脳や臓器など「身体」にあたります。

ふ

ブラウザ　[インターネット]

パソコンやスマートフォンからインターネットへ接続を行い、ホームページなどのインターネット上のウェブシステムの閲覧や操作する際に利用するアプリケーションのこと。Internet Explorer や Google Chrome などがあります。

フリック入力　[入力方法]

タッチパネルでの日本語入力の方法として使われています。指を画面に触れてスライドして入力します。スマートフォンなどで利用

されています。

ほ

訪問看護業務支援ソフト・サービス

業務支援

さまざまな訪問看護の業務を支援するためのソフト・サービスが販売・提供されていますが、利用者管理、スタッフ管理、情報共有、請求データ作成、統計、モバイル等の機能を利用することで、業務の効率化や事業所の状況の把握、質の向上に役立てられるものがあります。このソフト・サービスはクラウド型とサーバー設置型があり、近年はクラウド型のサービスが増加傾向にあります。

ら

ライセンスキー

安全

ソフトを正規に利用する上で必要なID・パスワード等のデータ。

わかる・できる・使える　訪問看護のための ICT
ケアの質向上／業務の効率化／多職種連携を実現する

2019 年 2 月 10 日　第 1 版第 1 刷発行　　　　　　　　　　　　　　〈検印省略〉

編　　集・一般社団法人　全国訪問看護事業協会
発　　行・株式会社　日本看護協会出版会
　　　　　〒150-0001　東京都渋谷区神宮前 5-8-2　日本看護協会ビル 4 階
　　　　　〈注文・問合せ／書店窓口〉TEL／0436-23-3271　FAX／0436-23-3272
　　　　　〈編集〉TEL／03-5319-7171
　　　　　http://www.jnapc.co.jp

イラスト・さくらはな。
装　　丁・齋藤久美子
印　　刷・三報社印刷株式会社

本書の一部または全部を許可なく複写・複製することは著作権・出版権の侵害になりますのでご注意ください。
©2019　Printed in Japan　　　　　　　　　　　　　　　　ISBN 978-4-8180-2175-4